HYGIÈNE POPULAIRE

CONTENANT

Tous les renseignements théoriques et pratiques nécessaires

POUR

CONSERVER LA SANTÉ ,

SE

PRÉSERVER DES MALADIES ,

Préparer et administrer les Premiers secours en attendant l'arrivée du Médecin,

PAR

HALMAGRAND ,

Docteur en médecine, ancien Professeur d'Anatomie, de Physiologie, de Médecine opératoire et d'Accouchements, à l'Ecole pratique de la Faculté de Médecine de Paris; Professeur d'Hygiène à l'Athénée de Paris; Membre de la Commission du Choléra-Morbus de Londres, de la Société médico - chirurgicale de Westminster , etc., etc., etc.

Instruisez-vous, vous serez plus forts et meilleurs.

———

ORLÉANS ,

MORAND-BOUGET, imprimeur-libraire, éditeur,

Et chez les principaux libraires de France.

—

1857.

Nota.—L'HYGIÈNE POPULAIRE contient un enseignement élémentaire d'Hygiène, de Médecine, de Physique, de Chimie, de Physiologie et d'Anatomie appliquées.

Chaque volume est suivi d'une table alphabétique qui, sous la forme d'un dictionnaire, indique de suite au lecteur la page où il trouvera le renseignement dont il aura besoin.

Chaque volume de l'HYGIÈNE POPULAIRE se vend séparément.

Orléans. — Imp. de Morand-Bouget.

A MES LECTEURS.

L'année précédente, j'ai indiqué, dans un avant-propos, le but que je désirais atteindre par cette publication. J'ai dit que, tout en donnant à l'ouvrier et à l'habitant des campagnes, des notions sur la science qui s'occupe de la *conservation de la santé*, science qui se nomme HYGIÈNE, je cherchais à populariser les connaissances élémentaires de physique, de chimie, d'anatomie, etc.

Quelques personnes m'ont reproché d'avoir la prétention de rendre populaires des notions qui ne peuvent être goûtées que par des gens déjà instruits. On m'a dit que l'ouvrier, l'habitant de la campagne, ne pouvaient comprendre certaines descriptions que j'ai données. Je crois que ces personnes se sont trompées. L'ouvrier, l'habitant de la campagne, sont aussi intelligents que d'autres, et s'ils ne comprennent pas, c'est que ce que l'on veut leur enseigner leur est mal expliqué. Ma conviction est que l'on peut faire comprendre tout à tous, quand on l'expose avec clarté. C'est de l'échoppe, de la boutique, de l'atelier ou du greffe, que la plupart des puissants esprits ont jailli : Molière, de la boutique du tapissier ; Burns, de la ferme du métayer ; Shakspeare était le fils d'un marchand de gants, autrefois boucher ; Rousseau fabriquait les rouages de son frère ; Sedaine taillait la pierre ; et tant d'autres....

En même temps que je veux que vous trouviez dans cette publication, des notions élémentaires de sciences qui ne doivent pas vous rester inconnues, je veux vous prémunir contre les embûches que l'on vous tend pour vous tromper, pour exploiter votre confiance et surtout votre bourse.

L'année dernière, je vous parlais de préjugés et de charlatanisme. A cette occasion laissez-moi vous dire combien je suis étonné de la facilité avec laquelle vous vous en laissez imposer par les charlatans. Combien de gens font leur fortune en exploitant tous les genres d'escobarderie médicale ! Un individu se met à donner des consultations GRATUITES après lesquelles il vous vend cinq ou six francs un petit pot ou une petite fiole. La fiole ou le pot, vaut peut-être un franc, avec le contenu, c'est beaucoup. Il a ainsi quatre ou cinq francs de bénéfice ! Voilà de la médecine GRATUITE !

Si cet individu, que je suppose étranger à la médecine, et qui se voue à l'exploitation des consultations *gratuites*, est BERGER, VIGNERON, FORGERON, il aura beaucoup plus de chances de succès. Qu'y a-t-il en effet d'extraordinaire, qu'un homme qui a longtemps étudié et qui depuis trente ans exerce la médecine, qu'y a-t-il d'extraordinaire, dis-je, que cet homme dise qu'il guérisse?.. C'est naturel, c'est logique, et partant, cela ne doit frapper l'imagination de personne. Mais qu'un marchand de je ne sais quoi, qu'un forgeron, un berger, un maréchal-ferrant, vienne dire qu'il guérit telle ou telle affection, alors la question change; il y a quelque chose qui plaît, qui attire, qui étonne. L'amour du merveilleux est satisfait et trouve un élément à son activité. D'après ce mécanisme du raisonnement du plus grand nombre, on voit surgir cette quantité de médecins improvisés. Ici ce sera un berger qui attirera la foule, comme autrefois on s'adressait au bourreau. Je dis autrefois, mais on s'y adresse encore, n'est-il pas drôlatique au moins, d'aller demander la santé à l'exécuteur des hautes-œuvres, à celui qui donne la mort de par le roi, la loi et la justice.

Là ce sera un MARCOU (1) qui jouira de vertus médicatrices spéciales. Tous ces gens

---

(1) Lorsqu'une femme a eu sept garçons *de suite,* le septième est un MARCOU et passe dans l'Orléanais pour avoir une mission curative particulière pour certaines maladies, surtout pour les affections scrofuleuses. C'est particulièrement le *Vendredi-saint* que l'on va consulter le marcou, il y en a qui ce jour-là font une recette de mille à quinze cents francs et plus.

vous exploitent, et votre santé et votre bourse se trouvent fort mal de votre contact avec eux.

Mais n'allez pas croire que ces charlatans que je vous signale soient les seuls qui exercent la médecine illicitement et à votre préjudice. Il paraît que c'est une science bien facile, bien à la portée de tous, une science enfin qu'il n'est pas besoin d'étudier pour connaître, puisque tous les jours encore on voit des ecclésiastiques qui l'exercent. Quelques-uns inspireront tant de confiance et seront de tels oracles, qu'aucune prescription médicale ne sera exécutée sans qu'ils en aient reconnu l'indication, tant les vieilles traditions se conservent dans les campagnes. En effet, autrefois le prêtre était médecin, aussi trouvons-nous tous les hôtels-Dieu, de construction ancienne, placés à côté des cathédrales. Le chanoine allait faire sa visite en sortant de matines. De ce que le prêtre était médecin autrefois et bien que ces deux professions aient été séparées, l'habitant de la campagne est encore convaincu qu'il possède des connaissances médicales, et quelques ecclésiastiques eux-mêmes, parce qu'ils ont assisté des moribonds à leur heure dernière, parce que les devoirs de leur ministère les ont réunis souvent au médecin, qu'ils ont lu et fait exécuter eux-mêmes quelques prescriptions, se croient de bonne foi un peu médecins.

Ne voyons-nous pas aussi des femmes, images vivantes de la charité sur la terre, ne pas craindre de se risquer jusqu'à pratiquer la chirurgie. Les unes se font une occupation quotidienne de visiter les dents malades, de les plomber ; et même, armant leurs mains féminines de la clef de Garengeot, de pinces et de tenailles, elles vont, au fond de la bouche des malheureux patients, leur extirper des dents, au risque de leur briser la mâchoire.

En novembre 1843, je fus appelé auprès d'un équarisseur pour arrêter une hémorrhagie dentaire. J'examinai la mâchoire de cet homme, et la trouvai brisée. Une des petites artères donnait assez de sang pour avoir amené un commencement de syncope. L'hémorrhagie fut arrêtée par un petit tamponnement fait avec du coton cardé trempé dans l'huile, le tout maintenu par un petit appareil fait avec des tranches de liège. Cette dent avait été arrachée par une religieuse, et notez que ces religieuses se font payer.

D'autres, poussant plus loin leurs prétentions chirurgicales, substituant la lancette à l'aiguille, ou au chapelet, pratiquent des saignées...... tant il est vrai que ceux qui ignorent ne doutent de rien !... Si ces religieuses avaient la moindre notion d'anatomie, elles reculeraient devant l'idée de pratiquer une saignée. Il n'existe pas d'opération plus commune et en même temps plus délicate. Combien d'accidents peuvent naître d'une saignée mal faite ! Combien d'infirmités en ont été la conséquence !

Enfin, il paraît si facile d'exercer la méde-

2.

cine que des dames châtelaines se font les médecins de leur village, manipulent les médicaments et les administrent sans douter un instant du succès.

Quand, mes chers lecteurs, vous serez malades, évitez les bergers, les marcous, les somnambules, les rebouteux, les bourreaux et ceux qui *consultent sur les urines*. Ces gens sont dominés tous par un seul désir, celui de vous tirer le plus d'argent possible. Ils exploitent votre bonne foi, votre crédulité. Ils savent tous les sacrifices que l'on est capable de s'imposer pour conserver sa santé ou celle d'un être qui vous est cher, sacrifices devant lesquels personne ne recule; et ils vous exploitent et vous font payer du fruit de votre travail et de vos sueurs, des conseils qu'ils sont incapables de donner, et des remèdes qu'ils savent n'être d'aucune efficacité.

Evitez aussi ces médecins qui *consultent sur les urines*. L'urine d'un malade a certainement des caractères précieux qui peuvent

servir le médecin et le diriger dans le traitement qu'il devra lui faire suivre. Mais
prétendre que par la seule inspection de
l'urine, loin du malade, on peut vous
dire le genre de maladie dont il est affecté,
le traitement qu'il doit suivre et les médicaments que l'on doit lui donner, c'est un men-
songe que l'on vous fait. On exploite encore
de cette façon votre ignorance pour en tirer
un gros bénéfice.

Que cette esquisse que je viens de tracer
des exploiteurs de votre santé et de votre
bourse vous prémunisse contre eux.

Il y a bien longtemps qu'Hippocrate, le
père de la médecine, a dit que les médecins
se font une vie pleine de tribulations à force
de s'occuper du malheur des autres. Cela est
vrai, mais le médecin qui comprend sa mission ne recule pas pour cela devant son devoir. Choisissez donc, si vous ou les vôtres
êtes malades, un médecin qui mérite votre
confiance et donnez-la lui sans réserve ; vos
maux physiques seront mieux soignés, votre

bourse restera mieux garnie, et vos peines morales seront souvent adoucies, car votre médecin doit immanquablement devenir votre ami.

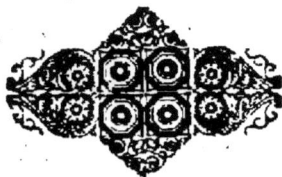

HYGIÈNE MATERNELLE,

Ou soins que les mères et les nourrices doivent donner aux enfants.

Conduite des Mères pendant la grossesse.

On ne peut pas douter que la santé des enfants ne dépende de la conduite que les mères ont tenue pendant qu'elles les portaient dans leur sein. Il y a plus, les mères elles-mêmes ne peuvent se promettre un accouchement facile et exempt d'accidents, que de leur exactitude à observer le régime que leur grossesse leur impose. Que ce mot régime n'effraie pas, il ne prescrit que des précautions, et la seule obligation de vivre comme il convient à une femme, même non enceinte, qui veut conserver sa santé. Travailler modérément, se promener, varier les positions naturelles du corps, sans contrainte et sans fatigue ; renoncer à la danse, aux voitures mal suspendues, ne pas trop marcher, ne pas trop rester dans l'inaction, ne demeurer ni longtemps debout ni longtemps assise, porter des vêtements qui se prêtent à tous les mouvements et à l'augmentation progressive du volume du ventre, s'entretenir dans une température moyenne qui favorise une transpiration douce, surtout aux changements de saisons. Ces dernières conditions sont celles auxquelles les femmes manquent le plus dans leur première grossesse. Elles s'habillent trop juste, ou trop légèrement ; elles empêchent, sans le savoir, l'accroissement de l'enfant ou s'exposent aux fâcheux effets de l'intempérie de l'air.

La propreté dans le linge et les vêtements, est d'autant plus nécessaire, que la grossesse est plus avancée, à cause de l'humidité visqueuse qui lubréfie alors davantage les parties sexuelles.

Il faut s'abstenir de légumes flatueux, de fruits, de graisses, de pâtisseries et ne se nourrir que de viandes légères, de bouillon de bœuf ; manger peu à la fois, mais souvent parce que les intestins sont pressés et refoulés sur eux-mêmes. « Aux derniers temps de la » grossesse, dit le docteur Ebrard, les fem- » mes doivent faire des repas moins copieux » et plus fréquents, prendre des aliments » plus nutritifs sous un moindre volume. L'es- » tomac étant comprimé par le volume de la » matrice supporte difficilement une grande » quantité d'aliments. » (1) La boisson doit être celle d'habitude, les femmes faibles boiront un peu de vin mêlé d'eau.

Elles devront éviter la constipation, et pour cela elles prendront de temps en temps un demi-lavement de décoction de racine de gui-

---

(1) Je ne saurais trop engager à prendre connaissance de l'ouvrage que vient de publier le docteur Ebrard sous le titre de : LE DOCTEUR PAULY. On ne peut trouver une lecture plus intéressante, plus utile et plus instructive.

mauve tiède. Dans les quinze derniers jours de la grossesse il faudra en prendre un tous les jours. Le meilleur moyen pour prendre ces lavements est de faire usage d'un clyso-pompe.

L'air pur, le grand air, l'air libre et fré-quemment renouvelé n'est point dans les petits locaux où les femmes enceintes ne devraient jamais rester.

Si l'on ne fait pas de la campagne un séjour habituel, il faut, par de fréquentes promenades, aller y prendre le correctif de celui auquel on est condamné par la fortune ou l'infortune.

Dans la grossesse il faut céder au sommeil aussi longtemps que le besoin s'en fait sentir.

Ce n'est pas en portant les fruits de l'amour qu'il convient d'en savourer les plaisirs. Des pertes de sang, des fausses couches, la mort même, ont été les suites d'une intempérance trop contraire au but de la nature pour pro-duire quelqu'effet qui ne soit pas nul, s'il n'est funeste.

Je ne m'arrêterai pas à discuter les effets, vrais ou faux, de l'imagination émue à la vue de quelqu'objet extraordinaire. Je recomman-derai seulement le soin de se distraire agréa-blement, ne fut-ce que pour se tenir l'esprit gai et calme. L'exemple que l'on cite du roi Jacques d'Ecosse qui tremblait à la vue d'une épée nue, parce que sa mère, enceinte de lui, avait été effrayée de l'assassinat de son amant Rizzio, en voulant prouver trop, ne prouve rien ; car, dans cette supposition, l'imagination des mères agirait plutôt encore sur le moral de leurs enfants, que sur le physique, puisque ce prince n'avait aucune marque de coups de poignard ou d'épée sur le corps. Cependant, suivant l'opinion de ceux qui rapportent ce fait, son corps aurait dû plutôt être affecté que son âme. Mais ce qui démontre que ce fait ne prouve rien, c'est que le pauvre prince s'épouvantait tout autant du bruit du canon que du brillant des épées ; l'on sait pourtant que Rizzio n'avait pas été tué à coups de canon dans la chambre de Marie Stuart.

Il y a des arbres qui produisent des fruits où l'on voit des monstruosités, viennent-elles aussi de l'imagination de ces arbres ? il en est de même des prétendues marques que quelques enfants apportent en naissant. Loin de ressembler aux objets dont il plaît au vulgaire de leur donner les noms, elles ne sont que des taches de la peau ; les bosses ne sont que des tumeurs, et certes on ne dira pas que c'est l'imagination qui donne lieu à ces dernières.

PREMIERS SOINS A DONNER AU NOUVEAU-NÉ.

Faible, fatigué déjà par les difficultés inhérentes à sa naissance, l'enfant se trouve de plus dans un autre élément ; il faut qu'il respire, qu'il éprouve un changement subit de température. Tout cela lui est commun avec tous les autres animaux qui vivent dans l'air : mais avec cette différence que ceux-ci abandonnés à la nature prospèrent le plus souvent, et que nos enfants à force d'art mal entendu, dépérissent ou dégénèrent. Sage-femmes, nourrices, bonnes, commères, parentes et amies sont autant d'êtres conjurés contre ce que dicte la nature ; et l'ignorance liguée avec les préjugés et la routine contre la raison et l'expérience, se refuse à tout ce qui n'est pas merveilleux ou absurde.

La nature a mis la conservation du nouveau-né sous la sauve-garde de la tendresse maternelle. Dans les espèces les plus timides, les mères affrontent les dangers et la mort pour sauver leurs petits. Dans l'espèce humaine ce sentiment est d'autant plus vif qu'il est moins émoussé par le bon ton, la pédanterie ou le libertinage.

Que les mères fassent laver leurs enfants toujours couverts, en naissant, d'un enduit visqueux et épais. Mais la nature a horreur des passages subits d'un extrême à l'opposé. L'enfant sorti du bain tiède où il était plongé dans le sein de sa mère, a besoin d'être porté dans une eau à la même température. On peut y ajouter une petite quantité de vin ; mais il faut éviter l'emploi des substances qui irritent, puisqu'il s'agit seulement d'enlever l'enduit muqueux qui recouvre l'enfant.

Après ce bain, il faut essuyer l'enfant, sans le frotter, et le tenir toujours dans une chaleur au même degré que celle d'où il sort. Le coucher près de sa mère, *dans un berceau à part*, et ne l'accoutumer que peu à peu à l'air extérieur, en le prenant par intervalles dans les bras pour le promener par la chambre.

Je ne saurais trop vous dire, avec le docteur Ebrard, «Ne couchez point votre enfant avec
» vous, ne cédez point à ses cris. Rien n'est
» plus nuisible aux enfants que de coucher
» avec de grandes personnes, dont l'haleine
» est moins pure que l'air extérieur. La tête
» des enfants est alors entourée d'une atmos-
» phère viciée, et leur corps baigne dans une
» transpiration âcre et pernicieuse. *N'avez-*
» *vous pas aussi entendu parler de mères ayant*
» *trouvé, le matin, leur nourrisson étouffé*
» *sous elles ?*»

Les petits des animaux n'ont pas besoin d'être emmaillotés pour avoir les membres bien faits et bien proportionnés suivant leur espèce. Ils se couchent comme ils veulent et dans la situation qui leur est la plus commode et la plus convenable, sans en devenir contrefaits. Mais nous, fidèles à contrarier la nature en tout, nous commençons par garotter l'enfant de langes et de liens qui lui laissent à peine la respiration. De ce petit être pelotonné, pour ainsi dire, dans le sein de sa mère, nous faisons une figure de momie. L'immobilité, la contrainte, la constriction sont causes de ses pleurs, et malgré cette éducation forcée, devenus nous-mêmes forts et adultes, nous ne pouvons bien dormir qu'en reprenant la forme et l'attitude de notre situation première avant notre naissance. Ne tirez donc pas trop sur les jambes du nouveau-né pour l'allonger ; ne le serrez pas trop non plus afin de lui laisser la respiration et les mouvements faciles.

Pendant la nuit ne serrez pas trop votre enfant dans ses langes ; il suffit de les relever sans les attacher afin de lui laisser tous ses mouvements libres. Craignez au contraire de les rendre contrefaits en contrariant les mouvements de ses membres inférieurs par des liens serrés qui les contournent. C'est pour cette raison que j'ai toujours conseillé aux mères de faire porter de bonne heure des bas de laine à leurs enfants , ce qui permet de laisser flotter les langes quand les enfants sont hors de leur berceau.

De l'allaitement Maternel.

C'est dans cette époque la plus critique de la vie, que nos femmes si délicates et si inquiètes de leur santé en toute autre occasion , ne craignent pas de s'exposer aux plus grands dangers en faisant passer leur lait, pour s'exempter de la peine de nourrir. Quelle obligation une mère veut-elle que ses enfants lui aient pour les avoir conçus et mis au monde ? Elle a fait l'un pour son plaisir, l'autre par nécessité. Qu'elle les eut allaités, ce serait un bienfait de son choix dont ils pourraient lui tenir compte. Il n'est pas jusqu'aux femelles de nos animaux domestiques qui ne s'en mêlent aussi. Nos vaches et nos chèvres donnent leur lait sans difficulté ; mais celles du Cap de Bonne-Espérance, les juments des Kalmouks

ne laissent prendre leur lait que quand leur
petit est là présent. Que de mères par amour
du plaisir et de la dissipation, par dédain pé-
dantesque, par ton, par dégoût ou paresse,
par préventions contre ces fonctions, pénibles
sans doute, mais aussi bien douces, les con-
fient à des mercenaires qui ne méritent pas
elles-mêmes le nom de mère, dit J.-J. Rousseau, puisque pour quelqu'argent elles préfè-
rent un nourrisson étranger à leur propre enfant. Cette pratique se rencontre chez les peuples policés. Plutarque rapporte comme un
fait extraordinaire que Caton a été allaité par
sa mère ; mais Tacite dit que les femmes des
Germains nourrissaient elles-mêmes leurs
enfants.

Il y va de la santé des femmes de remplir
ce devoir maternel. Celles qui n'allaitent pas
sont plus exposées aux accidents que celles
qui obéissent aux vœux de la nature.

Dès que l'accouchée est un peu remsie des
douleurs de l'enfantement, les liquides se por-
tent aux glandes des mamelles dont l'engorgement n'est prévenu que par la succion de l'enfant qui empêche ainsi les vaisseaux de trop se
remplir.

L'allaitement diminue les pertes qui succè-
dent à l'accouchement et que l'on nomme *lo-
chies*. Ces pertes sont supprimées au bout de
quatorze jours chez les femmes qui allaitent ;
celles qui ne nourrissent pas les gardent et en
souffrent des semaines et mêmes des mois en-
tiers. La matrice, l'utérus, a le temps de re-

prendre son état naturel et de se préparer ainsi à concevoir de nouveau. Plusieurs femmes qui ont voulu être entièrement mères, ont assuré qu'elles n'avaient jamais joui d'une aussi bonne santé que pendant qu'elles allaitaient. D'autres à qui leur faible constitution faisaient craindre la consomption, ont rétabli leur santé par l'allaitement. En général les femmes qui allaitent sont moins exposées aux abcès, aux maladies du sein, de la matrice, et à tous les autres accidents qui suivent l'inobservation de ce soin maternel.

Les flueurs, ou pertes blanches, affectent souvent les mères qui n'allaitent point, surtout après le premier accouchement. Une seule considération suffira pour faire sentir combien le lait d'une étrangère remplace mal celui d'une mère; c'est qu'il meurt d'autant plus d'enfants qu'il y a plus de mères qui ne les nourrissent pas elles-mêmes.

MAMELLES, GLANDES MAMMAIRES.

Leurs fonctions; quelle quantité de lait elles peuvent sécréter; combien de temps une femme doit-elle et peut-elle nourrir; absence ou trop grande abondance de la sécrétion du lait.

Dès que la femme est accouchée, les glandes qui constituent les seins, les glandes mammaires, destinées à fournir à l'enfant une nourriture douce et salutaire, entrent en fonctions; déjà plus grosses, tuméfiées dans la grossesse, elles prennent tout d'un coup un développement remarquable.

On sait que les mamelles situées sur les

parties latérales et supérieures de la poitrine, sont peu développées chez les hommes et les jeunes filles ; plus ou moins arrondies et dures chez la femme faite, la femme adulte ; recouvertes d'une peau plus ou moins lisse et fine ; présentant à leur centre un cercle rose nommé *aréole*, au milieu duquel s'élève le *mamelon*, éminence conique, quelquefois couverte de poils.

Les mamelles offrent une couche de *graisse* plus ou moins abondante ; à leur centre est une glande nommée *glande mammaire* formée de plusieurs lobes composés de granulations du volume d'une semence de pavot, donnant naissance à des conduits qui se réunissent pour en former de plus volumineux au nombre de 15 ou 20 qui vont s'ouvrir au centre du mamelon sous le nom de *conduits galactophores*. Ces organes reçoivent des artères, des nerfs et renvoient des veines.

Le mamelon irrité par la succion du nouveau-né, laisse échapper le *colostrum*, liquide jaunâtre et sucré qui, d'après les recherches microscopiques de M. Donné contient des globules laiteux, *mal formés*, irréguliers, disproportionnés entr'eux, et des particules transparentes, jaunâtres et comme granuleuses qui disparaissent au vingtième jour après la naissance et qui, par leurs propriétés purgatives, excitent l'expulsion du *méconium*, ainsi appelé par rapport à son analogie de couleur et de consistance avec le suc de pavot desséché, et qui n'est autre que les premiers excréments rendus par l'enfant. Ce colostrum et le premier lait sont laxatifs bien mieux que le sirop de chicorée, que l'huile d'olive; et, sans en avoir les inconvénients, il aide les intestins à se débarrasser des matières qui les obstruent. Peu à peu ce lait imparfait devient blanc et acquiert toutes ses qualités. Un mouvement fébrile ne tarde pas à paraître après l'accouchement; cette *fièvre de lait*, précédée par de légers frissons, accompagnée d'une vive chaleur qui détermine une sueur abondante, annonce le changement du cours des humeurs, et cesse dès qu'il est bien établi. Alors, la sécrétion lactée est en pleine activité; gorgées de liquide, les mamelles sont à leur plus haut degré de distension; doucement titillées par les attouchements du jeune nourrisson, elles deviennent le siége d'un spasme voluptueux : le lait semble *monter* : il remplit les *tuyaux galactophores*, et s'élance par jets des orifices du mamelon en déterminant une espèce de fourmillement, et des tiraillements qui s'étendent quelquefois jusqu'au creux des aisselles, aux bras et à la poitrine. Quelques heures après sa naissance, le nouveau-né réclame le sein par ses cris et son agitation. Il faut que la mère présente le sein à son enfant aussitôt qu'il en manifeste le besoin. Quand on attend, le lait s'amasse dans les mamelles et les distend, l'enfant a de la peine à saisir le mamelon, ses efforts causent de vives douleurs à la mère et produisent des gerçures.

L'irritation exercée par l'enfant paraît être la principale cause de la fluxion laiteuse : longtemps continuée, elle peut la déterminer chez des femmes qui ne sont point mères, et même chez des vierges qui n'ont point encore atteint l'âge de puberté.

COMMENT SE FORME LE LAIT ? QUELS SONT LES MATÉRIAUX QUI LE FOURNISSENT ? Les auteurs ne s'accordent pas sur ce point, les uns pensent que les artères, qui charrient le sang venant du cœur, et contenant les éléments de toutes les sécrétions, sont chargées de fournir les éléments de celle-ci ; d'autres, et leur opinion n'est pas moins vraisemblable, veulent que le *chyle* apporté par les vaisseaux lymphatiques dans les glandes mammaires, subisse une légère altération, et s'y trouve converti en lait.

« Le chyle est un fluide blanchâtre qui a
» l'apparence du lait, l'odeur de la fleur du
» châtaignier, et une saveur douceâtre, il se
» sépare des aliments, déjà modifiés dans l'es-
» tomac au moment où ils passent dans les
» premiers gros intestins, et il est absorbé
» par les vaisseaux qui le conduisent dans
» les veines, pour réparer les pertes que le
» sang éprouve continuellement. »

Pour éclairer les deux opinions sur la sécrétion du lait, je dirai que quelle que soit la tuméfaction du sein, les petites artères qui s'y rendent conservent toujours leur ténuité capillaire, tandis que les vaisseaux lymphatiques innombrables, augmentent considérablement de calibre, forment en se réunissant des espèces de *tuyaux lactifères*, et se rendent dans le mamelon. Le lait offre en outre, une grande analogie avec le chyle ; il présente des globules, il en a la blancheur, l'odeur suave et la saveur sucrée ; sa quantité est ordinairement proportionnelle à celle des aliments, ses qualités sont en rapport avec la délicatesse des organes au développement desquels il est destiné.

Enfin pour donner une idée de la formation, de la sécrétion du lait, je dirai que toutes les sécrétions sont autant de métamorphoses que le sang subit en circulant à travers les organes sécréteurs. La sécrétion du lait s'opère à la surface intérieure des excavations celluliformes et tubuliformes des glandes mammaires sur lesquelles a lieu la métamorphose du sang.

Wallaston, mort en 1828, médecin et savant physicien anglais, auquel on doit le microscope à lampe, la chambre obscure périoscopique, admettait dans la formation du lait une action électrique et voici une expérience fort curieuse qu'il fit à cette occasion : il prit un tube de verre long de 6 centimètres, sur 25 millimètres de diamètre, et à l'une des extrémités duquel il lia une vessie ; puis il versa de l'eau tenant en dissolution un deux cent quarantième de sel de cuisine. La vessie fut humectée en dehors, et posée sur une lame d'argent. Alors il mit un fil de zinc en contact par l'un de ses bouts avec l'argent, par l'autre avec le liquide contenu dans la vessie ; de la *soude pure* apparut à la surface externe de la vessie. Dans tous les cas l'action chimico-vivante des cellules et des tubes de la glande mammaire joue certainement un rôle important dans la sécrétion du lait ; mais encore faut-il qu'elle soit réglée par l'influence des nerfs et l'on sait combien cette réaction est puissante chez les femmes qui nourrissent.

QUELLE QUANTITÉ DE LAIT LA FEMME PEUT-ELLE SÉCRÉTER ? Il y a des femmes qui ont pu nourrir plusieurs enfants en même temps.

L'illustre Haller, né à Berne en 1708 et mort en 1777, élève de Boërhaave, cite des nourrices qui fournissaient terme moyen 4 litres de lait par jour. Le 18 février 1850 M. Lampérière, médecin à Versailles, a adressé à l'académie des sciences un travail sur le lait de la femme, contenant une série de recherches entreprises dans le but de reconnaître la quantité et les qualités de la sécrétion du lait. Pour atteindre ce but, l'auteur a construit un petit appareil qui exécute avec une grande précision tous les actes de la succion par l'enfant. Cet appareil se compose d'une pièce en caoutchouc offrant des lèvres souples, élastiques et contractiles et enfin tout ce qui constitue une bouche artificielle. Par cet appareil, M. Lampérière a constaté sur un grand nombre de nourrices, que la quantité moyenne de lait sécrétée dans chaque sein toutes les deux heures est de 50 à 60 grammes. Cet honorable médecin propose son appareil pour allonger le mamelon, garantir des gerçures, suppléer à la faiblesse de quelques enfants, et pouvoir arrêter le gonflement inflammatoire des seins, en déterminant une sur-sécrétion lactée qui se fait aux dépens de l'inflammation elle-même.

COMBIEN DE TEMPS UNE FEMME PEUT-ELLE NOURRIR ? COMBIEN UNE NOURRICE PEUT-ELLE ÉLEVER D'ENFANTS ? Ici encore la nature nous présente des extrêmes entre lesquels doit se poser l'observation journalière. Il y a des femmes qui ont du lait indéfiniment ; beaucoup de nourrices élèvent trois enfants du même lait. Désormeaux a vu une femme conserver son lait pendant cinq années consécutives, Maygrier en cite un exemple semblable.

Chez quelques mères le lait vient en si petite quantité qu'il finit par se supprimer complétement quoi qu'on fasse, c'est cette suppression insensible du lait que les médecins nomment *agalaxie*. Cela s'observe chez les femmes dont la glande mammaire est trop petite, chez celles qui sont nerveuses et trop sanguines, chez celles qui sont maigres et dans une profonde misère, ou qui sont atteintes de dévoiement ; chez celles qui sont d'un caractère triste, mélancolique ou qui se livrent au libertinage. On comprend que l'on devra éviter toutes ces causes si l'on veut empêcher le résultat.

Une nourrice donne ses soins depuis quelques mois à un enfant et l'on voit que celui-ci dépérit. Peut-être cela vient-il de ce que la nourrice perd son lait, ce dont elle ne conviendra jamais pour conserver son nourrisson ; mais si vous observez que dans l'intervalle de temps que l'enfant met entre deux repas, les mamelles de la nourrice ne durcissent pas; si, aussitôt que l'enfant a pris le mamelon, il le quitte et se met à crier, qu'il urine peu et qu'il dépérit, c'est-à-dire que sa peau au lieu de s'étendre fait des plis; comme *aucun médicament ne peut donner du lait à une nourrice qui n'en a pas*, il faut immédiatement en choisir une autre.

La surabondance du lait est quelquefois si considérable que la femme est comme absorbée par cette sécrétion, la nourrice peu à peu maigrit par cette exubérance sécrétoire et tombe dans une sorte de faiblesse que quelques médecins ont nommée *phthisie des nourrices*. Quand le lait s'écoule facilement, il faut en arrêter la sécrétion par les moyens que j'ai indiqués à l'article *sévrage* pour faire passer le lait. Quand il ne s'écoule pas facilement, les seins s'engorgent, et présentent des inégalités, ils sont bosselés; cet engorgement cède à une succion faite soit avec une pompe à sein, soit avec la bouche, ou bien encore par de jeunes chiens.

Bien que la sécrétion du lait soit convenable et abondante il arrive quelquefois que les femmes sont obligées de suspendre l'allaitement de leur enfant par la présence *de cre-vasses* au mamelon qui font éprouver à la mère, au moment de la succion de l'enfant, des douleurs si intenses que j'ai vu des femmes être prises de convulsions seulement à la vue de la bouche de l'enfant sur le point de saisir le mamelon. On peut éviter ces douleurs, et continuer à nourrir, en faisant usage des *bouts de sein* et en graissant le mamelon et son aréole avec la pommade suivante :

Axonge. . . . . . 16 gram.
Baume du Pérou liquide. 4 gram.
Mêlez.

On peut ajouter 10 centigr. d'opium à cette pommade quand les crevasses sont excessivement douloureuses; *mais alors l'enfant ne doit plus téter.*

DU LAIT.

Le lait est un liquide alimentaire, sécrété, formé par les mamelles et destiné à servir d'aliment au nouveau-né jusqu'à ce que ses dents sortant des gencives, lui permettent de broyer des aliments solides. Quand on étudie sérieusement la nature, on ne cesse d'être en admiration devant cette précision avec laquelle Dieu a rapproché certaines coïncidences. En effet, plus l'enfant est jeune, moins il est capable de digérer le lait substantiel; aussi le premier lait qui coule de la mamelle de la femme qui vient d'accoucher, est-il peu nourrissant et légèrement purgatif. Plus l'enfant grandit plus il aura besoin de substances nutritives, aussi le lait deviendra-t-il de plus en plus épais ; jusqu'à ce que l'apparition des dents vienne indiquer le vœu de la nature et les besoins de l'estomac de l'enfant. C'est alors que, indépendamment du lait, il lui faut des aliments plus substantiels, c'est à cette époque que doit commencer le *sevrage*.

Quand vous conservez du lait dans un vase fermé ou découvert, au bout d'un certain temps, et plutôt en été qu'en hiver, vous voyez que le liquide se sépare en deux couches. La supérieure d'un blanc plus ou moins jaune, onctueuse, d'une saveur agréable, est la *crême* composée de beaucoup de beurre et d'une petite quantité de CASÉUM et de SÉRUM. C'est de cette crême agitée dans une *baratte* que l'on extrait le beurre qui, malgré le lavage le plus complet, retient toujours un peu de lait; ce lait aigrit et le fait rancir.

La couche qui est au-dessous de la première, est d'un blanc bleuâtre, elle est composée de SÉRUM et de CASÉUM qui contiennent très-peu de beurre.

Après avoir enlevé la totalité de la crême, si vous laissez le lait dans le même vase, vous verrez qu'au bout d'un certain temps il se divisera encore en *deux couches,* une supérieure blanche, solide, sans saveur, c'est le CASÉUM qui forme la base du fromage, et qui, lorsque l'on fait bouillir le lait, constitue ces pellicules qui s'épaississent et le font monter. Il suffit de rompre cette croûte pour empêcher le lait de sortir du vase. Si on laisse le lait bouillir trop longtemps les débris de ces pellicules vont au fond du vase, s'y dessèchent, s'y attachent et s'y carbonisent, ce qui donne au lait le goût de brûlé. Quand on veut séparer en masse le caséum pour faire du fromage on y jette de la *présure* ou *lait caillé* qui se trouve dans l'estomac des veaux et des agneaux avant qu'ils aient pris d'autre nourriture que le lait de leur mère, la membrane muqueuse de l'estomac de ces animaux jouit de la même propriété.

Ce qui étonnera, aussi est-ce pour cela que je le cite, c'est que dans le Mongol on fait de l'eau-de-vie avec le lait. En effet le lait de vache contient 0,033 à 0,040 d'eau-de-vie de la masse; dans celui de jument on en trouve jusqu'à 0,066.

La couche qui est au-dessous du caséum est limpide, jaune, verdâtre, d'une saveur douce, légèrement acide ; c'est la plus grande partie de l'eau que contient le lait, c'est le SÉRUM ou petit-lait dans lequel se trouve par l'évaporation le SUCRE DE LAIT ou SEL DE LAIT dont les médecins homéopathes font usage et enfin l'ACIDE LACTIQUE quand ce petit-lait est aigri.

M. Raspail, dans son magnifique ouvrage intitulé *Chimie organique*, (1) admet deux sortes de globules : les uns huileux ou oléagineux qui ont une tendance à se porter vers

(1) Page 315.

la partie supérieure du liquide où ils nagent; et les autres de nature albumineuse, semblables à du blanc d'œuf, se dirigeant vers la partie inférieure.

M. Turpin, dans des mémoires lus à l'Institut de France, n'admet qu'une seule espèce de vésicules qui cependant diffèrent les unes des autres par leur volume, leur âge et leur opacité par suite du nombre de *globulins* et d'huile ou de beurre qu'elles contiennent. Les globulins et le beurre seraient sécrétés par la face interne de chaque vésicule. En battant la crême pour faire le beurre on ne ferait que déchirer les vésicules , ce serait après cette déchirure que le beurre monterait à la partie supérieure du liquide et les globulins se précipiteraient en bas par leur pesanteur plus considérable.

Mais chose bien plus remarquable, M. Turpin admet que chaque vésicule du lait a une vie, une organisation particulière, qu'elle peut se convertir en un végétal, même dans l'intérieur des vaisseaux des mamelles. C'est ce végétal qu'il nomme *penicilium glaucum* qui obstrue ces vaisseaux, engorge les seins et donne naissance à cette maladie connue parmi les nourrices sous le nom de *poil.* C'est ce végétal qui forme un duvet très-fin au-dessus de la crême quand elle a été abandonnée dans un vase depuis longtemps.

DU LAIT VU AU MICROSCOPE.

De savants observateurs ne se sont pas contentés de tenir compte de la différence que présente le lait à l'œil nu qui n'y voit qu'un liquide plus ou moins épais ; ils ont examiné le premier aliment de l'homme au microscope et ils ont découvert que dans ce liquide nagent une multitude de petits globules qui sont d'autant plus rares que le lait appartient à une femme mal nourrie. Voyez la planche n° 1.

N° 1.

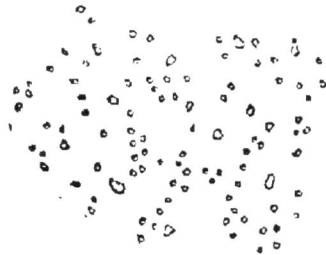

Elle représente des globules de lait d'une malheureuse femme qui nourissait son enfant et qui elle-même manquait de pain. Remarquez combien les globules y sont rares à côté de ceux de la planche n° 2 ; triste conséquence

N° 2.

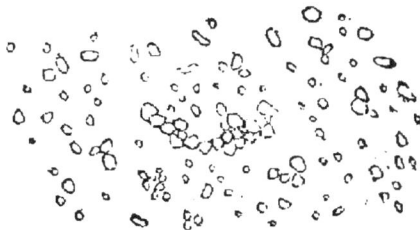

de la misère qui devient encore plus palpable sous la lentille du microscope !

C'est aux travaux de MM. Raspail, Donné et

Turpin que nous devons la connaissance exacte et intime du lait.

On sait que dans les grandes villes, bien des gens pour accroître leurs bénéfices augmentent la quantité du lait qu'ils achètent de première main. C'est à Paris surtout que ces falsifications peuvent se faire sur une grande échelle, puisque tous les matins il se vend dans cette capitale au moins 200,000 litres de lait.

Les substances avec lesquelles on a falsifié le lait sont nombreuses, c'est le sucre de canne ou d'amidon, la farine, la fécule, la dextrine, les décoctions de riz, d'orge, de son, les matières gommeuses, les émulsions de graines huileuses, le blanc d'œuf, la gélatine, l'ichthyocolle et même le cerveau de certains animaux. Malgré cette quantité de substances, celles qui s'emploient le plus fréquemment sont la farine, la dextrine et l'eau.

La présence de la dextrine se constate, d'après M. Chevallier, de la manière suivante. On prend une certaine quantité de lait que l'on suppose contenir de la dextrine. On précipite le caséum par l'acide acétique, on filtre, on traite le sérum par l'alcool, le précipité repris par un peu d'eau qui contiendra la dextrine dont on constatera la présence par quelques gouttes de teinture d'iode qui fait prendre à la liqueur une teinte vineuse.

Si vous soupçonnez que votre lait contient que que peu de farine ou de toute autre matière féculente, faites-le bouillir et après versez-y quelques gouttes d'iode et il prendra de suite une teinte bleue.

La falsification la plus commune consiste à enlever au lait sa crème et à y ajouter de l'eau, c'est pour arriver à constater cette double altération qu'on a recours à divers moyens dont M. le professeur Champouillon expose ainsi les principes :

« Après de nombreuses analyses pratiquées sur des échantillons de provenance différente, les chimistes sont d'accord pour attribuer au lait de bonne qualité une densité naturelle qui varie de 1,030 à 1,032. Examiné sous un autre point de vue, le même lait fournit 3 pour 100 de beurre, 3,9 pour 100 de caséum, 5 à 6 pour 100 de sucre de lait et de sels minéraux, ou en moyenne 12 à 13 pour 100 de matières solides. C'est sur ces données qu'il fonde l'emploi des appareils destinés à mesurer la richesse du lait, et à constater par conséquent les changements de composition qu'il a subis. En principe, on ne peut pas choisir pour ces diverses appréciations une base plus rationnelle ; aussi, au premier abord, est-on tenté d'avoir toute confiance dans les résultats. Mais pour peu qu'on y regarde de près, on s'aperçoit que l'imperfection des instruments, que la délicatesse des opérations et la constitution très-variable du liquide entourent les expériences de causes multiples d'erreur, qu'il est bien difficile d'éviter.

« Dans le commerce, on applique aux essais journaliers du lait une sorte d'aréomètre connu sous le nom de galactomètre centésimal et construit par Chevallier, Henry et Dinocourt. Les conditions de l'expérience sont les suivantes : Température atmosphérique à 15 degrés centigrades ; densité du lait marquant 105 à 115 degrés de l'instrument.

« Avec le lacto-densimètre imaginé par M. Quevenne, et employé au même usage que l'appareil précédent, la densité de l'eau étant représentée par 1,000, celle du lait doit correspondre à 1,031.

« Ces pesées faites avec toutes les précautions désirables, et notamment en tenant compte, par des rectifications, des causes d'erreur provenant de la température de l'atmosphère ou du liquide lui-même, indiquent bien réellement la densité du lait. Mais qu'importe au consommateur que le lait qui lui est fourni marque 115 ou pèse 1,031 ? Ce qu'il demande c'est du lait pur, dont la densité n'ait point été rehaussée par la fraude ; or, c'est là précisément ce que n'accusent ni l'un ni l'autre de ces deux instruments.

« Bien plus, les laits les plus gras, et partant les meilleurs, sont justement ceux qui pèsent le moins. Comme ils contiennent une forte proportion de beurre, dont la pesanteur spécifique est inférieure à celle de l'eau, ce n'est qu'après avoir été écrémés et mouillés, c'est-à-dire avoir été affaiblis, qu'ils marquent le degré voulu. Voilà donc des instruments qui, au lieu de dénoncer la fraude, en deviennent les régulateurs !

« Reconnaissant lui-même comme insuffisante l'estimation aréométrique des qualités du lait, M. Quevenne a proposé de vérifier la pureté de ce liquide par le volume de la crème qu'il donne. Le crémomètre employé à cet effet consiste en une éprouvette graduée dans laquelle on laisse reposer le lait pendant 24 heures : bientôt la crème monte à la surface ; on note alors le nombre de degrés qu'elle occupe sur l'échelle , détermination rendue facile par la consistance, l'opacité et l'aspect jaunâtre qui caractérise cette substance. Le bon lait ne doit pas donner moins de 10 pour 100 de crème.

«Pourquoi 10 plutôt que 7 ou même 21 pour 100, puisque la quantité de crème renfermée dans le lait pur est susceptible de ces variations extrêmes ? On sait en effet que l'époque du vélage, le commencement ou la fin de la traite, le degré de température du liquide augmentent ou diminuent , dans un même lait , la proportion des globules gras. Le crémomètre est donc un moyen de vérification complétement infidèle ; il peut même devenir un instrument de fraude , car en ajoutant de l'eau au lait, on élève le titre de la crème. Le crémomètre présente en outre un inconvénient qui nuit à la promptitude quelquefois désirable des expériences, c'est qu'il ne peut être employé que 24 heures après la traite.

« Plus le lait est opaque plus il est riche en matière grasse, c'est-à-dire en crème : tel est le fait sur lequel est basé le lactoscope imaginé par M. Donné. Cet appareil consiste en une espèce de lorgnette composée de deux tubes entrant l'un dans l'autre, et munis de deux glaces parallèles qui peuvent se rapprocher ou s'éloigner à volonté, et entre elles on verse quelques gouttes de lait à essayer.

« L'expérience doit être faite dans l'obscurité, l'instrument disposé entre l'œil de l'observateur et une bougie allumée placée à un mètre en avant.

« Plus le lait est maigre, plus il faudra éloigner les deux glaces l'une de l'autre pour ne plus apercevoir la lumière de la bougie, point capital de l'opération. Cet écartement des glaces correspond à une indication très-sensible qui marque la richesse ou la pauvreté du lait examiné.

« Le bon lait, celui qui contient beaucoup de crème, doit donner environ 34 degrés au lactoscope.

« Les indications fournies par l'appareil de M. Donné sont malheureusement très-variables; et en effet, suivant l'ancienneté du lait ou l'état de la vue de l'opérateur, on obtient pour le même lait des chiffres très-différents. Rien n'est plus facile, en outre, que de faire mentir le lactoscope, parce que rien n'est plus facile que d'augmenter l'opacité du lait par son mélange avec des matières d'une certaine densité.

« Cet instrument peut donc devenir, même entre des mains habiles, plus dangereux qu'utile.

« Frappé de l'inexactitude qui s'attache à l'emploi des procédés analytiques que je viens de décrire, M. Poggiale a proposé, dans ces derniers temps, de déterminer la pureté du lait d'après la quantité de sucre qu'il contient. Pour doser la richesse du lait, M. Poggiale recourt indifféremment à la réduction du sulfate de cuivre par le sucre, (procédé de M. Barreswil), au saccharimètre de M. Soleil. Dans l'un et l'autre cas, on opère sur le petit-lait, auquel on a préalablement ajouté quelques gouttes d'acétate de plomb (extrait de saturne liquide) qui produit un précipité formé principalement de l'albumine.

« Le lait pur et de bonne qualité essayé par l'une ou l'autre de ces deux méthodes, fournit par litre 50 à 52 grammes de sucre ; le lait vendu dans le commerce n'en donne que 33 à 38 grammes, preuve évidente de son infériorité.

« Il peut arriver que les fraudeurs restaurent le lait mouillé en y faisant dissoudre un peu de sucre, (on entend par lait *mouillé* celui auquel on a ajouté de l'eau) afin de satisfaire aux divers titres indiqués par M. Poggiale. Cette manœuvre, fort bien connue, du reste, serait facilement déjouée par la vérification des proportions de beurre et de caséine dans le lait ainsi frelaté.

« Bien que d'une grande simplicité dans leur application, et d'une précision parfaite dans leurs résultats, les deux méthodes d'analyse préconisées par M. Poggiale ne péuvent malheureusement être utilisées entre les mains du vulgaire. Pareil inconvénient se retrouve dans l'appareil de polarisation de MM. Becquerel et Vernois. »

M. de Ligniac a proposé un procédé fort simple pour conserver indéfiniment le lait, il consiste à y faire dissoudre 75 à 80 grammes de sucre dans du bon lait dont on obtient la réduction par la vapeur. Réduit ainsi à un cinquième de son volume on le verse dans des boîtes que l'on traite suivant la méthode d'Appert.

LAIT ARTIFICIEL.

Dans ces derniers temps, M. le Docteur Ch. T. Guyot, vient d'indiquer un moyen pour composer de toute pièce une espèce de lait artificiel. On éprouve en effet souvent la plus grande difficulté à se servir du lait pendant la saison des chaleurs. Aussitôt qu'il sent le feu, le caséum se sépare du petit-lait et l'on a une substance impropre à la plupart des usages domestiques.

Que faire en pareil cas, si, par exemple, on élève un enfant au biberon et si l'on ne peut lui fournir du lait naturel ?

M. le Dr. Guyot, a trouvé le moyen de remplacer le lait par un liquide qui en diffère peu pour la composition chimique.

Lorsque le lait se caille, dit M. Guyot, on prend d'abord le petit-lait ; et ainsi on conserve déjà des éléments essentiels , savoir le sucre de lait, et des sels précieux pour le développement de l'enfant. Il faut ensuite chercher une matière protéique soluble, pour substituer à la caséine précipitée. On a trouvé cette matière dans le jaune d'œuf : on connaît l'analogie de composition chimique de l'albumine et de la caséine. Cette dernière sera donc remplacée par une quantité de jaunes d'œufs égale à la quantité ordinaire du caséum et du beurre contenus dans le lait de femme. On ajoute un jaune d'œuf, qui pèse en moyenne 14 ou 16 grammes, à 200 grammes environ de petit-lait. Il est mêlé cru, et lorsque le liquide est à une température d'environ 30 à 32 degrés. Un battage prolongé rend le mélange plus parfait et fait absorber en outre , au liquide, une certaine quantité d'air qui le rend plus digestif.

Puis, comme le lait de femme est plus riche que le lait de vache , on ajoutera encore un peu de sucre.

Ce lait artificiel n'est pas dépourvu de matière grasse ; le beurre y est remplacé par l'huile d'œuf qui se trouve dans un état de division extrême et émulsionnée avec de l'albumine également très-divisée.

Ce mélange renferme donc tous les éléments

du lait. M. le docteur Guyot a donné plusieurs jours de ce lait, à l'exclusion de tout autre, à son enfant âgée de cinq semaines. Elle le prit avec plaisir, le digéra bien, et ne parut nullement en souffrir. Il lui procurait même des selles faciles, tandis que le lait ordinaire, même additionné d'eau, la tenait dans un état de constipation fâcheux.

On ne peut avoir la pensée de substituer ce lait artificiel au lait naturel ; mais on pourra dans certaines occasions, recourir utilement à ce moyen.

Allaitement artificiel.

Laits par lesquels on remplace le lait de la femme.

Lorsque le lait de la mère n'est pas de bonne qualité, ou qu'il n'est pas sécrété par les mamelles en quantité suffisante, ou qu'enfin, les bouts de seins sont mal conformés ou affectés d'excoriations telles que la succion de l'enfant soit trop douloureuse (et j'ai vu des femmes avoir des attaques de nerfs, de véritables convulsions, lorsque l'enfant opérait sur elles la succion), on élève l'enfant *à boire*, ou *au petit pot*, c'est l'allaitement artificiel.

Pour apprécier quel lait doit être substitué au lait de la mère, dans les conditions que j'ai indiquées plus haut, il faut savoir quels rapports existent, quant à la composition, entre le lait de la femme et celui de certains animaux. En général le lait des herbivores, des animaux qui se nourrissent d'herbes, est trèscoagulable, c'est-à-dire se transforme facilement en fromage, mais aussi il s'aigrit très-vite. Celui des carnivores, qui se nourrissent de la chair d'autres animaux, ne se coagule pas et se putréfie trés-promptement. Parmi les herbivores c'est le lait de la vache et celui de la brebis qui donnent le plus de beurre et de fromage. Chez la femme et les solipèdes, — on appelle ainsi les quadrupèdes dont le pied n'est ni fourchu ni divisé en doigts, mais terminé par une corne unique comme chez le cheval, — le lait contient plus de sucre de lait. Le lait d'ânesse est celui qui a le plus d'analogie avec celui de la femme, chez tous les deux le simple repos fait opérer la séparation du caséum ou fromage. On peut voir d'un seul coup d'œil le rapport de composition des laits suivants :

Lait de
- Vache, Brebis, Chèvre : riche en BEURRE et en CASÉUM.
- Femme, Anesse, Jument : riche en SÉRUM et en SUCRE DE LAIT.

On voit donc que le lait d'anesse et celui de jument se rapprochent plus, par leur composition, du lait de femme, que celui de vache, de brebis et de chèvre.

C'est cependant le lait de vache que l'on emploie journellement pour remplacer le lait de femme, mais on est dans l'habitude de le

couper par moitié avec une décoction de
gruau ou d'orge. On met 15 grammes d'orge
ou de gruau d'avoine dans un demi-litre d'eau
que l'on laisse bouillir pendant quelque temps,
et l'on coupe le lait de vache avec l'une ou l'autre de ces décoctions. Quand l'enfant est res-
serré, que ses selles sont échauffées, on préfère la décoction d'orge pour couper le lait ;
si l'enfant a un peu de dévoiement on choisit
celle de gruau. Cette boisson est donnée un
peu sucrée et tiède, chauffée au bain-marie.
Plus l'enfant avance en âge plus la quantité
de lait de vache devra dominer.

Les proportions dans lesquelles on coupe
le lait de vache sont les suivantes : pendant le
premier mois, on y met les deux tiers d'eau
ou d'une des décoctions indiquées ci-dessus ;
pendant le deuxième, moitié; pendant le troi-
sième mois, un quart. On doit tâcher d'avoir
le lait de la même vache, du lait non écrémé,
et qui doit être renouvelé matin et soir.

On donne cette alimentation à l'enfant au
moyen d'un petit appareil que l'on nomme
biberon. Il y en a de plusieurs espèces. Le
plus simple se fait avec une fiole à médecine
bouchée d'une éponge fine, taillée en
forme de mamelon et recouverte d'un linge
fin fixé autour du goulot de la fiole par un fil.
Il faut renouveler souvent l'éponge parce
qu'elle s'altère par le lait qui s'accumule dans
ses cellules ; l'éponge prend alors une mauvaise odeur qui dégoûte l'enfant et peut en-
flammer sa bouche.

Ce biberon, le plus simple de tous, a été modifié de mille façons et parmi le nombre, je citerai celui de madame Breton, sage-femme, qui semble réunir toutes les conditions que doit offrir ce genre d'appareil. En effet, un biberon quel qu'il soit, doit être d'une substance qui ne donne au lait ni odeur ni saveur. Il doit être assez grand pour contenir une quantité de lait suffisante pour un repas, sa forme doit le rendre facile à saisir, il faut que l'air s'y introduise sans effort au moment de la succion et qu'il puisse aisément être entretenu très-propre.

Des Nourrices.

De leur choix.

Quand la mère ne peut nourrir elle-même, la ressource de la nourrice est encore préférable à l'allaitement artificiel. Le lait de femme est sans contredit meilleur que celui des femelles d'animaux domestiques.

Une nourrice doit être saine, bien portante, agée de 20 à 36 ans. Les rousses ont le lait trop aqueux. On préfère une femme à cheveux châtains, aux noires et aux blondes. Elle doit être fraîche, avoir de belles dents, les gencives rosées et fermes, *elle ne doit pas être réglée*, ni avoir des pertes blanches. On s'assurera que sous la mâchoire, au cou et aux aînes elle n'a aucune cicatrice qui ferait craindre qu'elle ne fût scrofuleuse, ou qu'elle n'ait eu la maladie vénérienne. Les mamelles ne seront ni trop volumineuses ni trop petites, le mamelon sera bien formé et laissera facilement jaillir le lait quand on voudra en extraire ce liquide par la pression des doigts. Le lait devra être sucré et d'un blanc bleu, une goutte qui aura jailli sur une assiette y coulera avec lenteur en laissant une queue après elle. Vu au microscope il présentera les caractères indiqués. Page 31, n° 2.

Il faut tâcher que le lait de la nourrice ait à peu près l'âge du nourrisson qu'elle prendra. Il est cependant difficile de trouver une nourrice qui soit justement accouchée dans le même temps que la mère du nourrisson. Si la nourrice est accouchée longtemps avant la mère, son lait ne conviendra pas à l'enfant auquel il faut un lait plus séreux, plus aqueux. L'enfant nouveau-né, éprouve en suçant un lait étranger, ce qui arrive aux jeunes arbres transplantés hors du lieu où ils ont commencé à croître : ou bien leurs racines ne trouvent pas de nourriture, et ils périssent ; ou elles trouvent trop de sucs et ils deviennent spongieux et malades. Il en est de même pour le lait des nourrices: ou il a plus de consistance que celui de la mère, avec qui l'enfant a nécessairement une entière analogie, alors il empâte et obstrue ; ou il en a moins et dans ce cas il dévoie et affaiblit. Il faut donc autant que possible qu'il y ait rapport entre l'âge du nourrisson et celui du lait. Ce rapport est impossible quand la nourrice a déjà élevé son enfant, ou un premier nourrisson. Dans ce cas les commères ont l'habitude de dire que le second nourrisson *renouvelle le lait*: on croit en effet que le lait vient plus abondamment parce que le second enfant étant plus jeune, en tire moins, et que les mamelles restent alors plus grosses, plus pleines. De là la croyance qu'un nouveau nourrisson renouvelle le lait : *c'est une erreur.*

On doit refuser une nourrice qui est colère, qui a la réputation d'être libertine ; sale ou ivrogne. Avant d'accepter une femme pour nourrice, il faut examiner l'anus, la bouche et les parties sexuelles de son enfant , pour s'assurer de la santé de ce dernier.

Ou l'on met son enfant chez la nourrice, et alors celle-ci reste dans ses habitudes ordinaires ; ou bien on la prend chez soi, et alors elle prend le nom de *nourrice sur lieu.* Dans ce cas il faut lui faire faire de longues promenades, si elle était habituée à sortir à la campagne au grand air. On ne devra pas non plus la soumettre immédiatement au régime des grandes villes. Il faut en tout point, sauf les améliorations qu'on devrait y apporter, que son régime de nourrice sur lieu se rapproche de celui qu'elle avait avant de se mettre en place.

La principale qualité morale d'une nourrice doit être un caractère heureux, une humeur douce, égale et gaie.

Qu'on ne se flatte pas de trouver des nourrices parfaites, qu'elles aient les qualités essentielles, c'est tout ce que l'on peut raisonnablement demander. Qu'elles soient bien instruites des soins qu'elles doivent prendre de leurs nourrissons, qu'elles s'en acquittent régulièrement et avec intelligence, qu'elles n'y mêlent point de pratiques fausses, erronnées ou dangereuses, voilà sur quoi il faut veiller.

Mais qu'on se rappelle que d'après des statistiques, les deux tiers des infortunés qui sont confiés à des nourrices périssent d'une mort prématurée, tandis qu'il n'y a qu'un quart des enfants qui ont eu le bonheur de trouver des nourrices dans leurs propres mères, qui meurent en bas-âge. Qu'on n'oublie pas enfin que la meilleure nourrice n'est pas mère de son nourrisson, que ses soins sont payés et exigés, mais qu'ils ne sont inspirés ni par la tendresse ni par la nature.

Influence

Du régime, de la nourriture, des maladies, des passions vives de l'âme, des règles, des rapports sexuels et de la grossesse SUR LES QUALITÉS DU LAIT DE LA NOURRICE.

L'alimentation d'une nourrice a certainement une influence directe sur la nature de son lait. Des expériences ont complétement éclairci cette question. La gratiole, petite plante qui croît dans les lieux humides, su. les bords des étangs et des ruisseaux, rend le lait des nourrices purgatif pour l'enfant. La garance, dont la racine donne la couleur de ce nom, détermine une coloration particulière du lait. Qu'une nourrice mange du thym ou de l'ail, son lait en aura la saveur et l'odeur , celle qui prendrait de l'absinthe rendrait son lait amer.

Les médecins se sont servis de ce que le lait se charge des propriétés de certaines substances, pour faire arriver des médicaments à l'enfant par les mamelles qui le nourrissent.

Le régime alimentaire a donc une influence sur les qualités du lait. La nourriture de la nourrice doit être abondante sans excès ; elle doit éviter les substances excitantes, échauffantes, le vin en trop grande quantité, le café et les épices. Elle doit faire un égal usage de viandes et de légumes, mais surtout de légumes farineux, comme les lentilles, les haricots, les pommes de terre; point de légumes herbacés, de choux, de salade, d'oseille ni d'épinards. Elles s'abstiendront des acides , des végétaux crus et des fruits aigres. Dans la nuit un bouillon, un lait de poule ou de vache. On dit : *Le lait chasse le lait*, c'est une erreur; seulement une nourrice perdrait son lait si celui dont elle fait usage se digérait mal. En somme , il faut que la nourriture de la nourrice soit telle, qu'elle ne lui donne pas de dévoiement; puisque son lait diminuerait, et cependant qu'elle ne soit pas trop resserrée, constipée, ce qui donnerait à l'enfant des éruptions souvent fâcheuses.

La mère nourrice, pendant tout le temps qu'elle allaite, doit continuer ses petits travaux ordinaires, et se promener au grand air. Le défaut de mouvement, la privation d'un air pur, un genre de vie inusité, sont également nuisibles à l'enfant. Les nourrices qui font peu d'exercice et ont une alimentation trop abondante sont réglées et bien qu'il n'en résulte rien de fâcheux, il vaut mieux qu'elles ne le soient pas.

Si la nourrice tombe malade, il est toujours prudent et plus sûr d'en changer dans l'intérêt du nourrisson ; et cependant il n'est pas toujours vrai de dire que les maladies de la mère nourrice affectent le nourrisson. On en a vu qui avaient des fièvres de mauvais caractère, allaiter leurs enfants jusqu'à la mort sans que ceux-ci en fussent incommodés. En 1832, lors de l'épidémie du choléra, j'ai vu à Londres, avec les docteurs Kiernan et Hamy de Boulogne, une mère nourrice qui mourut du choléra, elle avait continué à donner le sein à son enfant qui tétait encore qu'elle avait cessé de vivre depuis quelques minutes, et pourtant il ne fut point atteint par l'épidémie.

Les passions vives de l'âme ont une influence immédiate sur les qualités du lait. Dans les annales de la littérature médicale britannique de 1824, on cite le fait suivant : Une femme nourrice, témoin d'une querelle entre son mari et un soldat, vit ce dernier tirer son sabre pour tuer son mari. Après une impression aussi violente, la mère donna le sein à son enfant et ce dernier mourut au bout de quelques instants. Parmentier, auquel on doit l'introduction de la pomme de terre en France, qui perfectionna la boulangerie et fit adopter la mouture économique qui donne un seizième de farine en sus, a souvent constaté que chez les nourrices le lait devient aqueux et de mauvaise qualité après des impressions morales violentes et surtout à la suite d'attaques de nerfs.

Je disais plus haut qu'une nourrice qui fait peu d'exercice et dont la nourriture est succulente est ordinairement réglée. On demandera à cette occasion *si une bonne nourrice doit avoir ses règles*. Je répondrai qu'en général il vaut mieux que cela ne soit pas et cependant on a vu des nourrices qui n'étaient point réglées avoir de très-mauvais lait, tandis que d'autres qui l'étaient en avaient d'excellent. En rien il ne faut chercher la vérité dans les extrêmes. J'ai posé la règle générale, les exceptions arrivent ; c'est ainsi que quelquefois le nourrisson est triste, agité , qu'il a du dévoiement pendant tout le temps que sa nourrice a ses règles, et qu'aussitôt cette évacuation passée, l'enfant revient à la santé , parce que le lait revient à ses bonnes qualités premières. Si l'on observait que pendant les règles l'enfant est mal portant, il faudrait à cette époque donner rarement le sein et y suppléer par une des boissons que j'ai indiquées plus haut. Dans tous les cas quand une nourrice a ses règles, il faut prier un médecin d'examiner son lait afin de décider s'il est bon ou mauvais ; dans ce dernier cas on changerait de nourrice.

L'acte conjugal doit-il être permis aux mères nourrices ? Hippocrate, Galien, n'étaient pas de cet avis, tandis que Joubert, Lamotte et Puzos n'y voyaient aucun danger pour le nourrisson. Quant à moi je dirai que moralement et hygiéniquement même, ces rapports sexuels doivent être formellement interdits chez une nourrice qui est fille ; mais si elle est mariée, je suis d'un avis opposé. Quel mal voyons-nous résulter pour les enfants à la mamelle des femmes qui allaitent encore en redevenant enceintes ? Le désir non satisfait ferait plus de mal que la jouissance. La grossesse même ne doit pas faire sevrer plutôt un enfant. Tout ce que l'on a dit des mauvaises qualités du lait des femmes grosses est sans fondement, d'une manière absolue. C'est encore dans ce cas qu'un médecin devra être appelé pour décider si l'on doit ou non changer de nourrice ou sevrer l'enfant. Van Swieten, célèbre médecin, né à Leyde en 1700 et mort en 1772, élève de Boerhaave auquel on doit à Vienne, en Autriche, la création d'un amphithéâtre d'anatomie, un laboratoire de chimie et un jardin des plantes, dit avoir vu une femme qui, en accouchant, donnait encore à téter à l'enfant qu'elle avait eu un an auparavant..

Heures des repas du nourrisson. Temps que doit durer l'allaitement. ÉPOQUE DU SEVRAGE. Moyens de faire passer le lait. Ce que l'on doit entendre par maladies laiteuses et UN LAIT RÉPANDU.

Le sein doit être présenté souvent à l'enfant, surtout dans les premiers mois, et cependant jamais plus de huit fois dans l'espace de 24 heures et à des intervalles égaux. Si entre les repas l'enfant manifestait par ses cris qu'il a faim, on pourrait lui donner un peu d'eau sucrée. Les enfants nourris à la campagne consomment beaucoup plus de lait que ceux nourris dans les villes. Mais dans tous les cas il faut se garder de gorger l'enfant, il rejette, il est vrai, facilement ce qu'il a de trop; mais cela distend et surcharge son petit estomac et il peut en résulter des accidents, tels que de mauvaises digestions, des aigreurs et du dévoiement.

En général, *dans les commencements*, il faut accorder le sein toutes les fois que l'agitation ou les cris de l'enfant en annoncent le désir. Au bout de quatre à cinq semaines on ne donne le sein que toutes les deux heures, puis toutes les trois ou quatre heures. Mais tenez surtout à régler votre enfant pendant la nuit, une ou deux fois par nuit suffit et à des heures régulières.

Il faut prendre pour règle de ne jamais donner le sein à l'enfant, quand la nourrice ou la mère a été troublée; car alors le lait est souvent dénaturé; il faut choisir les moments où la nourrice est calme, gaie et satisfaite.

A trois mois on commence à habituer l'enfant à faire usage de petits potages maigres au beurre frais, puis on lui donne des potages gras, jamais de bouillie. Les potages maigres ou gras seront faits avec de la croûte de pain bien cuite ou avec des biscottes ayant longtemps bouilli de manière à disparaître dans le liquide qui ne sera jamais épais; des crèmes de riz ou d'orge au beurre frais, de petites panades bien mitonnées, des bouillies de farine de maïs, un œuf à la coque, mais mollet, des fruits cuits, des échaudés, de la semoule au bouillon gras, etc.

C'est surtout relativement à l'éducation des enfants que l'ignorance du prolétaire a des suites déplorables. Combien de ces pauvres petites créatures meurent de bonne heure ou restent longtemps faibles et languissantes, parce que les parents les ont laissées croupir dans la malpropreté, les ont fait coucher dans des réduits obscurs ou humides, ou les ont gorgées de cette espèce de colle, dit le docteur Ebrard, que l'on appelle *bouillie blanche*. (1)

Autant que possible, ne faites pas usage de bouillie faite de farine de froment ; c'est le plus mauvais aliment que vous puissiez employer pour votre enfant auquel elle donnera des aigreurs, de mauvaises digestions et des vers. Si vous ne pouvez vous abstenir de lui en faire manger , faites préalablement roussir la farine : pour cela vous en mettrez dans une assiette de l'épaisseur du doigt et vous la mettrez pendant quelques minutes au four après la sortie du pain. On ne saurait trop recommander de ne donner ces aliments féculents que très-bien cuits, très-légers d'abord,

---

(1) Aussi sur 1000 enfants, à peine un tiers parvient-il à l'âge de 20 ans, et, sur ce tiers, près de la moitié est réformée par les conseils de révision, pour cause de difformité, de mauvaise constitution, d'humeurs froides, etc. (*Patria*).

pour habituer peu à peu l'enfant à une nourriture plus substantielle que le lait et le préparer ainsi à être sevré.

COMBIEN DE TEMPS UNE MÈRE DOIT-ELLE ALLAITER SON ENFANT?

On ne peut pas assigner de terme à l'allaitement, ce terme doit dépendre de la force du nourrisson. En général on peut attendre qu'il ait huit dents, à moins qu'il ne soit encore si faible qu'il ait plus besoin du lait de sa mère que de tout autre aliment. La faiblesse se reconnaît à la peau tendre, plissée, flétrie et à des membres grêles.

Il est dangereux de sevrer *tout-à-coup* un enfant, il faut y arriver par degrés imperceptibles, d'abord en éloignant les heures où il était habitué à prendre la mamelle, puis on le sèvre de nuit, et enfin de jour.

L'allaitement trop prolongé est nuisible même à l'enfant, quelque bon d'ailleurs que soit le lait. Il faut le sevrer par degrés en lui donnant par intervalle d'autre nourriture pour laquelle il devient de plus en plus disposé. Si l'on attend trop tard, la cessation subite du lait lui causera une révolution aussi funeste qu'à la mère. J'ai vu chez des nourrices des accidents graves à la suite de sevrages trop prompts.

Quand une mère ou une nourrice veut faire passer son lait, soit parce que l'enfant est arrivé à l'époque du sevrage, ou parce que cette sécrétion épuise la mère comme je l'ai indiqué, ou qu'elle est trop abondante, il faut que la femme ne donne plus à téter, qu'elle se mette à la diète en ne mangeant que des légumes herbacés, des herbes matin et soir; on graissera légèrement les seins avec le liniment suivant et on les recouvrira avec un peu de ouate et un foulard pour maintenir la chaleur.

Liniment pour graisser les seins engorgés :
Huile blanche. . . . . 60 grammes.
Camphre . . . . . 4 grammes.
Triturez le camphre dans un mortier avec un peu d'esprit de vin, pour le réduire en poudre, dissolvez-le ensuite peu à peu dans l'huile, par trituration.

La femme prendra par petites tasses, toutes les heures, l'infusion suivante :

Séné-mondé. . . . . . 2 grammes.
Faites infuser pendant une demi-heure dans :
Eau bouillante. . . . . 1/2 litre.
Passez, puis ajoutez :
Sulfate de Soude . . . . . 8 grammes.

On fera usage de cet anti-laiteux jusqu'à ce que la sécrétion du lait soit arrêtée.

Les maladies laiteuses jouent un grand rôle dans l'imagination des femmes qui ont eu des enfants. En effet, qu'elles aient, même à une époque très-reculée après leur dernier accouchement, une affection quelconque; une éruption pustuleuse, vésiculeuse à la peau ; qu'elles soient affectées de douleurs, elles en attribuent la cause à UN LAIT RÉPANDU, à UN LAIT MAL GUÉRI par le médecin ou la sage-femme qui les a soignées après leurs couches. C'est encore une de ces erreurs que l'on doit chercher à détruire, parce qu'il en résulte certaines coutumes qui ont souvent leurs inconvénients. Les femmes atteintes de telle ou telle maladie doivent suivre les conseils de leur médecin, et ne point se persuader qu'elles sont victimes *d'un lait* qui dans ce cas n'est *répandu* que dans leur imagination qui réagit de manière à leur faire croire jusqu'au dernier instant de leur existence, qu'elles sont sous l'influence d'une sorte d'empoisonnement dont rien ne pourra les délivrer.

On ne doit pas pour sevrer un enfant, le séparer de sa nourrice et le livrer à une sevreuse. Le nourrisson est assez privé de ne plus presser son sein pour qu'on lui enlève le bonheur de voir celle qui le lui présentait.

Quand l'enfant est sevré on doit lui faire faire cinq à six repas par jour, mais à des heures régulières. Aux aliments féculents qu'on lui donnait déjà on ajoutera de la soupe, du pain émietté dans du lait, des œufs à la coque. C'est ainsi qu'on arrivera peu à peu à lui donner les aliments habituels de la maison, auxquels on ajoutera l'eau sucrée rougie par deux ou trois cuillerées de bon vin vieux, et dans laquelle on trempe un peu de mie de pain. Cet aliment est très-bon pour les enfants faibles, pour ceux qui ont des vers, ou qui ne conservent pas leur mine. Il n'est pas nécessaire de dire que les enfants qu'on sèvre ne doivent point faire usage de ragouts, de porc salé, de fromages fermentés et d'autres aliments excitants.

Ne sevrez jamais vos enfants ni dans une saison froide ni au moment de la sortie des

3

premières dents. L'âge le plus propice pour le sevrage est de celui de 12 à 15 mois.

Bureau des Nourrices à Paris.

Ce n'est guère qu'à dater de la fin du xiie siècle que s'établirent à Paris des bureaux de nourrices. On cite une ordonnance du roi Jean qui, en janvier 1350, règle le prix des nourrices et celui que devaient exiger les personnes qui les procuraient, etc.

En 1611 il y eut un arrêt qui punissait d'une amende de 50 livres les conducteurs de nourrices qui menaient celles-ci ailleurs que chez les *recommandaresses* qui, en 1615, furent privilégiées par lettres patentes, et ce n'est qu'à dater du 24 juillet 1769 que cette entreprise cessa d'être particulière pour devenir une administration publique d'une grande utilité. « Alors fut fondé à Paris le Bureau des nourrices qui, sans intérêt de lucre, et sans autre but que celui d'empêcher des fraudes si préjudiciables aux familles et à l'Etat, a pour mission de procurer aux parents des nourrices dont la santé, la moralité et la position ont été préalablement constatées, et d'assurer aux nourrices le paiement de leur salaire. » Et depuis un arrêté du 29 germinal an IX, le Bureau des nourrices fait partie de l'assistance publique.

L'administration du Bureau des nourrices à Paris, offre aux familles toutes les garanties

que l'on est en droit d'exiger d'un pareil établissement qui se compose :

1° D'un *Directeur* demeurant à Paris dans
l'établissement.

2° *De Préposés* qui choisissent dans les
diverses localités parmi les mères qui mani-
festent l'intention de prendre des nourrissons.
Ces préposés expédient à Paris les nourrices
choisies de concert avec le médecin ; les surveillent quand elles sont revenues ainsi que les
enfants, correspondent avec le bureau central et les parents et transmettent à la nourrice le salaire convenu.

2° *D'Inspecteurs* qui de loin en loin vont
examiner nourrices, enfants et comptabilité.

3° *De médecins* qui dans chaque localité
doivent visiter le nourrisson une fois par mois,
et tous les jours en cas de maladie.

4° *De Conducteurs* qui transportent les
nourrices dans leurs voitures à Paris pour ensuite les reconduire avec leurs nourrissons
dans la localité qu'elles habitent.

Arrivées à Paris, les nourrices demeurent
au bureau où elles couchent dans des lits sé-
parés, et où elles sont sous la direction du directeur et sous l'inspection du médecin qui
les examine à leur arrivée et à leur départ,
après avoir aussi examiné le nourrisson qui
leur est confié.

Quand une nourrice est arrêtée, les parents
du nourrisson remettent 5 francs à la direction,
débattent le prix des mois de nourrice dont le
premier est payé d'avance et soldent les frais

de voyage sur le pied de 50 centimes par lieue.
L'administration garantit la santé et la moralité de la nourrice, et assure à celle-ci le
paiement.

Plusieurs industries privées, sous le titre de
Bureaux de placement pour les nourrices,
s'étant établies; le 9 août 1828, M. de Belley-
me, alors préfet de police, fit une ordonnance
qui a été complétée en 1842 par celle dont je
crois devoir donner connaissance à mes lecteurs auxquels cela pourrait être de quelque
utilité.

ORDONNANCE DE POLICE DU 26 JUIN 1842, CON-
CERNANT LES NOURRICES, LES DIRECTEURS DE
BUREAUX, ETC.

Nous, Conseiller d'Etat, Préfet de Police,

*Considérant que, nonobstant les mesures prescrites par
l'ordonnance de police du 9 août 1828, concernant les nourrices et la surveillance opérée par l'administration pour les
établissements particuliers où l'on s'occupe de leur placement, des abus d'autant plus graves qu'ils tendent à com-
promettre l'existence des enfants nous ont été révélés;*

*Considérant que ces abus résultent notamment des moyens
frauduleux employés, soit par les nourrices, soit par les
personnes qui s'entremettent pour leur placement, dans le but
de dissimuler leur défaut d'aptitude à prendre soin d'un
nourrisson;*

Ordonnons ce qui suit:

TITRE 1er. — *Nourrices.*

*Art. 1er.—Toute nourrice qui voudra se procurer un nour-
risson, tant à Paris que dans les communes du ressort de
la Préfecture de police, devra être munie d'un certificat
délivré par le maire de la commune, et, si elle est domiciliée
à Paris, par le commissaire de police de son quartier. Ce
certificat, qui devra toujours être revêtu du sceau de la
mairie ou du commissariat où il aura été délivré, indiquera
les noms, prénoms, âge, signalement, domicile et profession
de son mari, s'il y a lieu, et attestera qu'elle a les moyens*

d'existence suffisants, qu'elle est de bonne vie et mœurs, qu'elle n'a point de nourrisson et que l'âge de son dernier enfant lui permet d'en prendre un ; il indiquera la date précise de la naissance de cet enfant, et s'il est vivant ou décédé ; il devra aussi constater qu'elle est pourvue d'un garde-feu et d'un berceau pour le nourrisson qui lui sera confié.

Art. 2.—La nourrice devra se pourvoir, en outre, d'un certificat dûment légalisé, délivré par un docteur en médecine ou en chirurgie, et attestant qu'elle réunit, sous le rapport sanitaire, toutes les conditions désirables pour élever un nourrisson.

Art. 3.—Aucune nourrice ne pourra se charger d'un enfant sans avoir présenté à la préfecture de police les deux certificats mentionnés dans les articles précédents et sur l'exhibition desquels il sera procédé à son inscription sur un registre spécial ouvert à cet effet. Un bulletin relatant cette inscription sera, s'il y a lieu, remis à la nourrice.

Art. 4.—Une nourrice ne pourra se charger de plus d'un enfant à la fois pour l'allaiter.

Art. 5.—Avant son départ pour le lieu de sa résidence, toute nourrice à laquelle un enfant aura été confié devra se munir de l'acte de naissance de cet enfant, ou, à défaut, d'un bulletin provisoire de la mairie où la déclaration de naissance aura été faite. Quant aux nourrices qui habitent Paris ou la banlieue, elles devront être munies de cette pièce dans les trois jours qui suivront celui où elles se seront chargées de l'enfant.

Art. 6.—Les actes ou bulletins de naissance des enfants seront présentés par les nourrices dans le délai de huit jours, aux maires ou commissaires de police du lieu de leur domicile, pour être visés par ces fonctionnaires.

Art. 7.—Il est défendu à toutes nourrices de prendre des enfants pour les remettre à d'autres nourrices.

TITRE II.—Directeurs de bureaux de nourrices, logeurs, meneurs et meneuses de nourrices.

Art. 8.—Les personnes qui s'entremettront pour le louage des nourrices, sous quelque dénomination que ce soit, de directeurs de bureaux de nourrices, de logeurs, de meneurs ou meneuses de nourrices, devront en faire la déclaration à la Préfecture de police. L'administration fera examiner et surveiller les localités destinées aux nourrices, ainsi que les voitures qui devront transporter celles-ci et leurs nourrissons, et prescrira aux directeurs, logeurs, meneurs ou meneuses, les conditions qu'elle croira nécessaire qu'ils remplissent dans l'intérêt de la salubrité, de la pureté, des mœurs et de l'ordre public, et qui seront mentionnés dans les permissions.

Art. 9.—Il est défendu à toute autre personne de s'entremettre directement ou indirectement dans le placement des nourrices.

Art. 10.—Il est fait défense expresse à tous meneurs ou meneuses, aubergistes, logeurs et directeurs de bureaux de nourrices, de s'entremettre pour procurer des nourrissons à des nourrices qui n'auraient pas été enregistrées dans les bureaux de la Préfecture de police, comme aussi de les reconduire dans leurs communes avec des nourrissons, sans qu'elles soient munies de l'une des pièces indiquées dans l'article 5 de la présente ordonnance.

Art. 11.—Il est également défendu aux meneurs ou meneuses et à toutes autres personnes s'occupant du placement d'enfants en nourrice, d'emporter ou de faire emporter des enfants nouveau-nés sans que ces enfants soient accompagnés des nourrices qui doivent les allaiter; et si les enfants venaient à mourir en route, il est enjoint aux nourrices, meneurs ou meneuses ou autres personnes chargées de conduire ces enfants, d'en faire sur-le-champ la déclaration devant l'officier de l'état civil de la commune où ils décéderaient. Ce fonctionnaire devra leur en donner un certificat que la nourrice remettra au maire de sa commune pour être par lui transmis au préfet de police.

Art. 12.—Défense expresse est faite aux directeurs, logeurs, meneurs ou meneuses de nourrices ou autres de procurer plus d'un enfant à la même nourrice.

Art. 13.—Les directeurs de bureaux de nourrices et logeurs de nourrices, toutes ou autres personnes qui s'entremettent pour le placement des nourrices, sont tenus d'avoir un registre coté et paraphé par le commissaire de police de leur quartier ou par le maire de leur commune, et sur lequel devront être inscrits les nom, prénoms, âge, domicile de la nourrice, les nom et profession de son mari, si elle est mariée; l'âge du dernier enfant dont elle est accouchée, en indiquant s'il est vivant ou mort; le jour de l'arrivée et du départ de la nourrice, ainsi que le nom du meneur. Ce registre devra aussi contenir les noms et âge de l'enfant qui sera confié à la nourrice, ainsi que les noms et la demeure des parents de ces enfants ou des personnes dont elle l'aura reçu.

Art. 14.—Tout directeur de bureau de nourrices ou logeur de nourrices sera tenu de fournir dans les 24 heures, au commissaire de police (ou au maire pour la banlieue) un bulletin constatant le départ de chaque nourrice. Ce bulletin, qui sera immédiatement transmis à la préfecture de police, devra contenir les nom, âge et domicile de la nourrice ; les nom et prénoms de l'enfant, ainsi que les noms et demeure des parents ou des personnes qui les représenteraient. Dans le cas où la nourrice partirait sans enfant, ou serait placée nourrice sur lieu, le bulletin dont il s'agit devra l'indiquer.

Art. 15.—Les maires, les commissaires de police, l'inspecteur des maisons de santé, de sevrage et des nourrices, sont chargés, chacun en ce qui les concerne, de veiller à l'exécution de la présente ordonnance.

Art. 16.—Les contraventions à cette ordonnance seront déférées aux tribunaux, pour être poursuivies conformément aux lois et règlements.

Art. 17.—L'ordonnance de police du 9 août 1828 est abrogée.

Salles d'Asile.

C'est Oberlin, pasteur Protestant du Ban de la Roche, dans les Vosges, qui institua les Salles d'Asiles où les enfants des deux sexes sont reçus gratuitement, jusqu'à l'âge de deux ans accomplis.

Madame la marquise de Pastoret, fonda la première à Paris une Salle d'Asile dans le faubourg Saint-Honoré. Ce n'est qu'à dater du 22 décembre 1837 que ces établissements furent placés, par ordonnance Royale, dans les attributions du ministère de l'instruction publique.

Les avantages que les ouvriers en retirent sont que les enfants y trouvent un refuge contre le vagabondage en étant habitués à l'obéissance et à la discipline. Dans l'hiver les enfants y sont tenus chaudement, tandis que leurs mères, chez elles, peuvent se livrer à quelques travaux lucratifs ou utiles au ménage. Les enfants y reçoivent quelques éléments d'instruction première et de morale religieuse, qui deviennent une garantie pour l'avenir.

En 1837, on comptait en France 561 Salles d'Asile dans 172 communes recevant 27,515 enfants. En 1840, 555 en 321 communes, recevant 51,000 enfants.

On ne saurait trop engager les ouvriers à envoyer leurs enfants dans les Salles d'Asile, car on a remarqué que les mères, dominées par un amour-propre qui devient utile, lavaient et nettoyaient mieux leurs enfants quand elles les envoyaient aux Salles d'Asile que quand elles les gardaient chez elles.

Des Crèches.

Les crèches sont des établissement de charité où les enfants au-dessous de deux ans sont reçus tous les jours ouvrables, depuis cinq heures et demie du matin, jusqu'à huit heures du soir, et qui sont fermés les jours fériés. Il faut que les mères de ces enfants soient de bonne conduite et qu'elles travaillent hors de chez elles.

Cette heureuse institution permet aux mères de se livrer à un travail quelconque pour se procurer un salaire dont elles seraient privées si elles étaient obligées de surveiller elles-mêmes leurs enfants.

Chaque crèche est surveillée 1e par un conseil d'administration chargé du budget des recettes, et de trouver les ressources nécessaires pour faire face aux dépenses de l'établissement; 2° par un comité de dames qui nomment et surveillent les inspectrices et les berceuses; 3° enfin par un ou plusieurs médecins qui dirigent l'hygiène de l'établissement et donnent les soins dont peuvent avoir besoin les enfants. Le médecin doit visiter les enfants tous les soirs avant leur sortie.

Le local occupé par une crèche, se compose, d'un logement pour la première berceuse; d'une lingerie où se déposent les vêtements des enfants; d'une cuisine, d'un séchoir, d'un cabinet, d'une salle de jeu, d'une salle de berceaux et d'un jardin bien exposé.

Tout enfant admis dans une crèche doit être propre, fournir son linge, plus 20 centimes par jour de présence, si la mère a deux enfants on les reçoit tous les deux pour 30 centimes. La mère doit venir régulièrement donner le sein à son enfant aux heures des repas, quand l'enfant est sevré elle doit lui donner un panier garni pour la journée.

Ainsi, par cette institution, les mères ne sont point séparées de leurs enfants et cependant elles peuvent se livrer à des travaux productifs tandis que leurs enfants sont surveillés et nettoyés dans l'établissement. On ne saurait trop favoriser de pareilles institutions qui rendent les mères libres de leur temps sans enlever à leurs enfants aucun de ces soins qu'autrefois une mère seule aurait pu donner.

Tâchez de découvrir pourquoi votre enfant crie.

Il ne faut jamais forcer l'enfant à téter, ni lui donner le sein toutes les fois qu'il crie, car ce n'est pas toujours la faim qui le fait se plaindre. Les cris modérés ne lui sont pas nuisibles, ils dilatent la poitrine et les poumons, nettoient le nez et la bouche. La nature semble les produire à la moindre occasion pour lui tenir lieu de mouvement, accélérer la circulation et donner plus d'intensité à la chaleur. Si les cris continuent quelque temps il faut en chercher la cause. C'est tantôt une position incommode, une colique, tantôt une piqûre de puce, ou d'un autre insecte ou d'une épingle, un pli dans ses langes; quelquefois il est trop serré ou bien il souffre dans une partie, il faut découvrir la cause des cris pour les faire cesser en la faisant disparaître.

Les enfants bien portants dorment les quatre cinquièmes du temps, mais s'ils crient, tâchez de découvrir la cause et n'allez pas vouloir les calmer par le sirop de pavot. A cette occasion je citerai un fait relaté par le docteur Ebrard, de Bourg. « A l'hospice des enfants
» trouvés à Paris, une infirmière eut l'ingé-
» nieuse idée, pour passer une nuit tranquille,
» de donner du sirop de pavot à tous les en-
» fants d'une chambrée. Ils dormirent en effet,
» ils dormirent si bien que le lendemain neuf
» d'entre eux ne purent être réveillés, d'au-
» tres avaient des nausées, de la fièvre,
» etc. » D'ailleurs le sirop de pavot en en-

gourdissant les enfants retarde leur croissance, et leur intelligence s'en ressent.

La décoction de pavot a les mêmes inconvénients et je me rappelle qu'une petite fille que j'avais reçue et qui est aujourd'hui une des plus jolies femmes de Paris, madame S...., fut endormie pendant 48 heures, parce que sa nourrice, pour faire cesser des coliques qui fesaient crier l'enfant, lui administra une décoction assez forte de tête de pavot.

Doit-on pétrir, façonner la tête du nouveau-né.

En général ayez la plus grande attention à ne pas blesser l'enfant en le touchant, ne tirez point ses membres délicats et surtout gardez-vous de vouloir façonner sa tête sous prétexte qu'elle s'est allongée au passage, comme si la nature ne rétablissait pas tout d'elle-même par l'élasticité et la souplesse des tissus qui, sans secours extérieur, font reprendre aux parties leurs proportions, leur forme et leur place. J'ai connu un médecin-accoucheur qui se faisait un mérite, vis-à-vis de ses clients de *rarranger* la tête de leurs enfants quand ils vevaient au monde, et ces clients témoignaient leur reconnaissance et leur admiration pour un médecin aussi attentionné et aussi savant! Le fait est qu'il fit fortune dans la localité où il pratiqua.

Qu'on n'oublie jamais que les pressions exercées sur la tête du nouveau-né, sous prétexte de lui donner une forme régulière, ne manquent pas de réagir sur le cerveau, et produisent la stupidité, la privation de la mémoire et des convulsions ! Des nations entières ne se perpétuent dans la bêtise et l'imbécillité, que par l'usage, les unes de serrer les têtes de leurs enfants entre deux planches, jusqu'à leur faire fortement proéminer les yeux hors des orbites, les autres en leur applatissant le haut de la tête jusqu'à leur faire disparaître le front.

Tenez-vos enfants dans un état de propreté extrême.

La propreté doit être l'objet des soins les plus assidus. Tenir l'enfant sec et changer son linge aussitôt qu'il est mouillé, ne lui en mettre que de très-propre, doux et blanc de lessive, sont des conditions aussi nécessaires pour la santé que le bon lait. De 205 enfants, dit Camper, reçus depuis 1761 jusqu'en 1770, comme enfants trouvés, dans l'hospice d'Amsterdam, il n'en restait plus que 36 à la fin de décembre 1780, près des cinq sixièmes étaient morts. De 831 enfants portés à cet hôpital depuis 1771 jusqu'en 1780, il en mourut 547, il en resta 284 vivants ou presque le tiers. Leur conservation fut due aux changements plus répétés du linge, à plus d'attention dans la manière de les tenir propres.

Camper, médecin Hollandais, était né à Leyde en 1722, il mourut en 1789. Il fut l'élève du célèbre Boerhaave, c'est lui qui découvrit la présence de l'air dans les cavités intérieures du squelette des oiseaux. Il est connu surtout pour avoir essayé de mesurer le degré d'intelligence chez l'homme par le plus ou le moins d'ouverture de *l'angle facial.*

C'est le défaut de propreté qui donne naissance à cette crasse que quelques enfants ont sur la tête et qui s'étend jusque sur le front. Il y a des femmes qui ne veulent pas nettoyer cette crasse disant que *l'humeur de leur enfant* se porterait ailleurs. Encore un préjugé. Si chez les enfants auxquels on a enlevé cette crasse, quelques-uns ont été malades, c'est qu'on l'a fait sans précaution. Nettoyez la tête de votre enfant petit à petit et en temps chaud, ou dans une chambre bien chauffée. Tous les soirs graissez-lui la tête avec un peu d'huile ou de beurre et tous les matins brossez-la avec une brosse douce de chiendent, la crasse disparaîtra et l'enfant ne s'en portera que mieux.

Quand les cheveux sont un peu longs, il faut les peigner au peigne fin tous les matins sans quoi les pous se développent avec une rapidité effrayante puisque deux femelles de pous en deux mois peuvent produire 18.000 pous à la suite desquels arrivent des gerçures, des croûtes et des abcès. Si ces animaux, se développent sur la tête de votre enfant n'employez pas l'onguent gris composé de mercure, lavez la tête avec une décoction de fleurs d'absinthe ou de feuilles de persil, ou mieux avec de l'eau de son, mais surtout peignez votre enfant tous les matins au peigne fin.

Les enfants transpirent beaucoup, il faut donc les changer fréquemment de linge. Des médecins ont guéri des enfants devenus rachitiques et scrofuleux par la malpropreté, seulement en leur renouvelant souvent leur linge. Non-seulement celui-ci doit être propre, mais tous les vêtements, le lit, les draps, les couvertures. Voyez comme les femelles des animaux lèchent perpétuellement leurs petits pour leur tenir le corps sain, suivons cette leçon de la nature, et lavons souvent l'enfant, puis essuyons-le avec autant de soin que de légèreté.

Que vos enfants respirent toujours un air très-pur.

L'air que respirent les enfants dans les salles où ils sont couchés en certain nombre, est échauffé , corrompu par leur transpiration, leurs sécrétions. La chaleur des poêles qui servent en hiver à sécher le linge, augmente les exhalaisons fétides.

La chimie explique pourquoi l'haleine de plusieurs personnes renfermées dans un même lieu y corrompt l'air qu'elles respirent. Mais si les raisonnements que j'ai exposés quand je me suis occupé de la description de l'asphyxie n'étaient pas à la portée de tout le monde, je citerais des faits plus propres à persuader parce qu'ils sont plus faciles à saisir. En 1756 un vice-Roi du Bengale fit enfermer dans un cachot de six mètres carrés, au fort William, 155 Anglais et une femme qui ne pouvaient respirer que par deux petits soupiraux grillés. Dans l'intervalle du soir au lendemain matin, il en mourut 124 dans une angoisse affreuse, s'étouffant et se battant pour venir puiser un nouvel air aux soupiraux. Les prisons obscures et basses où l'on entasse les malfaiteurs ne sont-elles pas des foyers de peste et de mort. On a vu des enfants tomber en convulsions pour avoir passé une seule nuit dans une chambre fermée et chauffée par un poêle.

L'air, dans un espace renfermé, où se tiennent plusieurs personnes, et où il y a un poêle, en perdant son oxygène tend à neutraliser le principe de vie dans des individus aussi délicats que le sont les nouveau-nés. On voit des nourrices qui dans des chambres échauffées par des poêles, font sécher les linges de l'enfant qui y couche, elles développent et maintiennent ainsi les dangers de l'infection déterminée par l'évaporation de matières animales en putréfaction.

Ainsi les chambres des enfants ne doivent être ni trop chaudes, ni humides ; mais grandes, éclairées et bien aérées, il faut en outre ouvrir les fenêtres plusieurs fois par jour, si l'air n'est pas froid. Il faut n'y rien brûler, ni sécher ; n'y laisser ni fleurs ni animaux, il faut la balayer souvent et la nettoyer avec soin, la délivrer des insectes. Enfin ne passez jamais un jour sans faire respirer l'air du dehors à votre nourrisson plus ou moins longtemps, afin de l'accoutumer peu à peu à toutes les variations de l'atmosphère.

Surveillez l'attitude de l'enfant quand on le porte dans les bras.

Les petits enfants ont besoin d'être portés par les personnes qui en prennent soin et cependant il ne faut qu'une pression trop forte pour endommager leurs membres inférieurs. La situation qu'on leur donne fatigue le bassin quand on les porte trop long-temps et peut amener un vice de conformation de cette partie, toujours grave chez les enfants du sexe féminin. Un côté des hanches étant plus élevé que l'autre, le bas du corps prend une direction oblique et un pied pend plus que l'autre. Il faut porter l'enfant, tantôt d'un côté tantôt de l'autre, sur l'avant-bras et non sur le pli de la saignée. On empêchera l'enfant de mettre un de ses bras autour du cou de la nourrice, cela élève peu à peu et pour toujours une épaule plus que l'autre.

Ne laissez pas embrasser votre enfant par tout le monde.

Il ne faut pas laisser embrasser l'enfant par tous à moins qu'on ne veuille l'exposer à toutes les mauvaises haleines et à tous les maux qui peuvent se transmettre par le contact. Le vieux proverbe disait : en *baisant on eboit le sang*. La salive et la transpiration laissent sur une petite bouche fraîche et vermeille des atômes qui en fanent les roses et peuvent être absorbés.

Du Sommeil.

Le sommeil est utile à tout âge, mais plus encore à l'enfance, qui peut d'autant moins s'en passer qu'elle est moins avancée dans la vie. L'enfant avant sa naissance est dans un sommeil continuel. Dès qu'il est né, il se remet à dormir et ne se réveille que par intervalles, pour demander à téter. Le sommeil diminue à mesure que l'enfant croît et se fortifie ; il lui est donc aussi indispensable que la nourriture. Il ne faut jamais le lui refuser, quand le besoin s'en fait sentir chez lui.

Que son matelas soit de simple balle d'avoine ou de fougère sèche, la plume l'échaufferait et lui donnerait des inquiétudes qui chasseraient le sommeil. Que ses couvertures soient légères, modérément chaudes en hiver et simples en été. Que sa situation soit en pente de la tête aux pieds, pour que le sang ne se porte pas à la tête, ce qui cause des convulsions. Qu'il soit couché comme sur un plan incliné, pour que les vertèbres du cou ne s'enfoncent pas par trop de hauteur de la tête, ce qui arrive si on met un traversin trop épais. Que l'enfant soit seul dans son lit. Ne le mettez pas coucher avec de vieilles gens ni dans le lit de personnes malades. Il y absorberait, comme dans un bain de vapeur les émanations de celui avec lequel il serait couché.

Gardez-vous de l'éveiller trop matin, et de le *forcer* à se tenir debout. Laissez dormir votre enfant tant qu'il veut, laissez-le s'éveiller de lui-même et ne le faites ni marcher ni se lever sur ses jambes avant que la nature lui en donne la force et la volonté. C'est quand le soleil est sous l'horizon que le sommeil est le meilleur, et le besoin du mouvement le fera marcher sans contrainte.

Quand l'enfant est placé dans son lit, faites en sorte qu'il soit toujours vis-à-vis de la lumière et que dans cette position il n'ait rien de *trop près* des yeux, car il prendrait l'habitude de loucher.

Faut-il bercer les enfants ?

L'enfant doit être couché dans un lit que l'on nomme berceau placé à côté de celui de sa mère. Combien de fois les malheureuses qui ont voulu coucher avec leur enfant l'ont trouvé en se réveillant étouffé sous leur corps pendant le sommeil ! Il faut que l'enfant ne soit pas accablé par le poids des couvertures, de quelque manière que vous l'enveloppiez il faut toujours lui laisser la tête et les bras hors du lit afin de rendre les mouvements et la respiration faciles. L'enfant sera couché sur le côté droit, si vous l'inclinez sur le côté gauche vous empêcheriez les fonctions du cœur. Le mouvement n'est pas nuisible quand on ne l'agite pas trop; mais l'habitude continuelle de bercer cause des vertiges, des tremblements et des vomissements. Ne bercez donc que rarement vos enfants pour les faire dormir, autrement c'est une détestable coutume qui produit de très-mauvais effets dans leur tendre cerveau, on ne les fait dormir par ce moyen que parce qu'on les étourdit. Hooper assure que l'usage où sont les nourrices de secouer les enfants dans leurs bras pour les endormir contribue à donner naissance à des convulsions.

Cependant un mouvement doux et lent peut être utilisé en ce qu'il donne à l'air ambiant un léger mouvement au moyen duquel la respiration se faisant plus facilement la circulation du sang devient plus complète. Ces mouvements doux et modérés apaisent les cris et les douleurs, et le berceau est si généralement usité que l'on ne peut guère le proscrire totalement ; mais je recommande de ne se servir, pour bercer, ni d'enfants impatients, ni de domestiques brutales qui agitent brusquement et par sauts ce pauvre innocent qui expirerait bientôt suffoqué pour peu que cela continuât.

Du Régime alimentaire.

Dans les premiers mois le lait de la mère suffit. La nature a préparé dans les mamelles une boisson tiède appropriée à l'estomac délicat et sensible du nourrisson. Si le lait devenait trop épais on donnerait de temps en temps de l'eau tiède légèrement sucrée à l'enfant.

Quand la dentition approche, le lait ne suffit plus, il faut accoutumer peu à peu l'enfant

à une nourriture plus substantielle qui l'empêchera d'être privé brusquement du sein de
sa mère. On peut donc lui donner du lait de
vache sucré et coupé avec une décoction de
gruau ou d'orge, et on arrive ainsi à lui faire
de clairs et légers potages maigres composés
d'un peu de pain bien cuit ou de biscottes
bouillis longtemps, à petit bouillon, dans de
l'eau, de telle sorte que le pain ou la biscotte disparaissent et que le potage ne soit plus qu'une
sorte de purée claire à laquelle, avant de la
donner à l'enfant, on ajoute un peu de beurre
frais et de sel. Plus tard on remplace l'eau
par du bouillon de bœuf bien fait et bien dé-
graissé.

Les bouillies de farines doivent être bannies
totalement, rien n'est plus nuisible. Qu'on ne
dise pas que l'on nourrit des millions d'enfants
avec la bouillie ; on ne pense pas, quand on
tient ce propos, à des milliers d'enfants tués à
la longue par cet aliment pesant, plus funeste à lui seul que tous les maux qui assié-
gent l'enfance. Si la bouillie est la nourriture
la plus usitée c'est parce que une nourrice
paresseuse, ou une mère occupée de ses plaisirs fait le soir une bouillie à l'enfant pour
l'assoupir. En effet le petit malheureux est
comme étouffé par cette pâte humide dont il
est farci, il en devient comme engourdi et im-
mobile. Il ne crie plus tant que dure cette tor-
peur qui le jette dans un faux sommeil toujours fatigant et pénible. Quand la nourrice
se réveille, aux premiers cris, après cette

mauvaise digestion passée, elle s'applaudit d'avoir bien dormi aux dépens de la santé de son nourrisson et elle recommence tous les soirs la même pratique qu'elle continue malgré tout ce que l'on peut dire. La bouillie fait venir un gros ventre aux enfants par la tension de l'intestin, tension que les bonnes femmes du quartier prennent pour de l'embonpoint. Mais on transporterait plutôt les montagnes de leur place, qu'on ne ferait changer de méthode à ces femmes déraisonnables et entêtées.

Quand l'enfant est sevré, qu'il prend ses potages gras au pain, à la semoule et au vermicelle, que doit-il encore manger ?

Le genre d'aliments influe sur le moral. L'usage de la chair rend durs et sanguinaires ceux qui en mangent. Les sauvages anthropophages sont les plus réfractaires à la civilisation : la chair et le sang émoussent l'intelligence. Newton se priva de viande pendant tout le temps qu'il fit ses belles expériences et qu'il écrivit sa théorie de la lumière et des couleurs. Les peuples des Indes-Orientales qui ne se nourrissent que de végétaux sont faibles, mais doux et paisibles. La nature qui fait naître l'homme dans tous les climats lui donne des organes propres à le faire vivre des aliments qui s'y produisent. Dans le Nord, c'est la chair ; dans le Midi, les végétaux ; dans les terres, des venaisons ; près de la mer, des poissons. Mais l'enfant ne doit participer à cette nourriture qu'autant qu'elle est simple et sans raffinement. De l'eau, de l'eau vineuse, du lait, du pain, des légumes, des fruits, du miel, du beurre, du fromage, des œufs sont avec ses potages les choses qu'il aime le plus et qui lui conviennent le mieux.

QUELLE QUANTITÉ D'ALIMENTS UN ENFANT DOIT-IL PRENDRE CHAQUE JOUR? Deux conditions sont ici à remplir : l'entretien et l'accroissement. Il doit donc manger et boire plus à proportion que sa taille ne semble l'indiquer. Il vaut mieux en général qu'il prenne un peu trop que trop peu ; mais il ne faut pas tomber dans l'excès, car tout ce qu'il prend outre mesure ne lui profitant point, l'affaiblit et le tue à la longue, comme l'autre extrême le fait lentement périr d'inanition.

Dès que l'enfant peut marcher seul et sans appui, laissez-le manger des choses simples toutes les fois qu'il a faim; il n'en usera qu'autant que son appétit le lui dira, il ne se donnera pas d'indigestion. Laissez manger aux enfants du sucre, ou des pâtes sucrées de guimauve, donnez-leur des sirops de gomme et de guimauve dans de l'eau suivant le besoin ; mais éloignez d'eux ces friandises sucrées faites de pâtes et recouvertes de gomme-gutte; de vert de gris et de litharge qu'on donne aux enfants dans les foires ou au nouvel an, rien n'est plus pernicieux. Ces poisons dorés devraient être prohibés et ceux qui les vendent, punis.

C'est la nourriture mal choisie, ou insuffisante, jointe au défaut d'air et d'exercice dans une chambre obscure et humide qui empêchent le développement des enfants, ils grandissent sans vigueur; leurs membres se contournent, se dévient, les articulations des poignets et des genoux grossissent, l'enfant se *noue*, il urine involontairement dans son lit, son ventre grossit, ses glandes sous les mâchoires se gonflent, en un mot il devient scrofuleux.

Pour éviter de tels malheurs imposez-vous les plus grands sacrifices. Ce que vous pouvez léguer de plus précieux à votre enfant c'est la santé, pour cela soumettez-le à une nourriture fortifiante, mettez-le dans une chambre sèche, bien éclairée, assainie par le soleil; tous les jours, menez-le au grand air, même quand il fait froid ; mais alors couvrez-le bien.

Si malgré ces soins, il continue à se *nouer* donnez-lui tous les matins à jeûn une cuillerée à café d'un mélange de sirop de gentiane, de quinquina et anti-scorbutique, à parties égales.

Plus grands et plus forts, les enfants conservent long-temps le besoin de manger souvent et beaucoup, surtout des choses simples. On peut tirer parti, de ce goût naturel, dans leur éducation. Que n'opèrent pas une pomme, des cerises promises au travail dont elles sont le prix ? Ce moyen n'est-il pas préférable aux distinctions qui rendent vains, envieux et avides ceux qu'elles corrompent.

Du Mouvement.

Après l'air et la nourriture, le mouvement

est nécessaire aux petits enfants. Il faut les promener en les portant, tantôt en plein air, tantôt dans les chambres; mais chaque jour hors de la maison.

Les premiers mois passés, il leur est aussi agréable qu'avantageux d'être menés dans de petits chariots traînés par des enfants plus grands et plus forts qui jouissent eux-mêmes du plaisir et du bien qu'ils font aux plus jeunes. Ce mouvement leur donne à tous une peau fraîche et vermeille, augmente leur force et leur appétit, les fait dormir la nuit, et les rend gais et vifs. Dans ces promenades, il ne faut pas trop chercher à les préserver du soleil; ses rayons, quand ils ne sont pas trop ardents, ne leur sont pas plus nuisibles que le grand air. La lumière a sur les animaux et les végétaux une influence qui se remarque par l'état d'étiolement où languissent ceux qui croissent dans l'ombre. Les demeures qui ne sont pas exposées au soleil, comme les prisons, les monastères enfoncés dans les bois ou les vallées étroites, sont humides et malsains, les hommes et les plantes s'y affaiblissent. On a donc tort de vouloir entretenir le beau teint d'un enfant aux dépens de sa santé. Je crois que le soleil contribue à rendre les enfants des campagnes plus sains et plus forts que ceux des grandes villes.

A l'âge de six ou sept mois, laissez vos enfants ramper et sauter sur le gazon vert à la campagne en été, sur des nattes ou des tapis dans la chambre en hiver. Les variations de nos climats ne nous permettent pas de les laisser nus en plein air, mais au moins que leurs habits ne gênent pas leurs mouvements, ne les incommodent point, et laissons-leur l'usage libre de tous leurs membres. Rejetez ces maillots, ces langes et tous ces liens qui garottent misérablement un pauvre enfant, rétrécissent sa poitrine, l'empêchent de respirer, surtout quand on le suspend attaché à un clou, les épaules près des oreilles et le visage pourpre à force de suffocation.

Brisons ces machines à roulettes où l'enfant se pousse, reçoit des contre-coups, s'affaisse sur les aisselles et se fatigue à force d'être debout, ne pouvant ni s'asseoir ni se coucher. Opposez-vous à ce que l'on fasse sauter vos enfants jusqu'à leur couper la respiration, qu'on les soulève de terre en les pressant sur les côtés de la tête au risque de leur luxer la colonne vertébrale, ce qui au moins leur tord le cou s'ils n'en périssent pas.

Des Exercices gymnastiques.

Il n'est qu'un moyen d'arrêter les progrès effrayants que font les mauvaises conformations, les difformités de toutes sortes qui sont si communes dans certaines localités, ce sont les exercices gymnastiques. Envoyez-y vos enfants quand vous êtes assez heureux pour posséder près de vous un de ces établissements où sont disposés les objets nécessaires à ces différents genres d'exercices, et convenablement dirigés par une personne en état de les conduire. C'est à eux que les anciens peuples civilisés devaient leur force, leur souplesse, leur santé et la beauté de leurs formes. On voit par l'appareil et la pompe qu'ils mettaient dans leurs jeux solennels, l'importance qu'ils attachaient à l'exercice du corps en plein air et en public. Ils le regardaient comme le plus propre à remplacer les travaux actifs de la vie sauvage et primitive.

Chez nous il y a bien des exercices, mais ils se font à l'ombre, ou avec une délicatesse qui ne fait qu'affaiblir le corps au lieu de le fortifier.

C'est la musique, la danse, l'escrime, l'équitation pour les personnes riches, la chasse dans un âge plus avancé. Les pauvres n'ont que la ressource d'exercer leurs forces à se colleter, ou leur habileté naturelle à la course ou à la nage.

Le pugilat, la lutte, le disque et autres jeux de l'antiquité sont en oubli. On y a substitué le billard, la paume qui demandent plus d'adresse que de force, ou des jeux sédentaires, d'échecs, de cartes, de dames qui ne nuisent pas moins à la simplicité des mœurs qu'à la santé.

Ecartez les jeunes enfants de ces derniers qui ne feraient qu'exciter en eux la cupidité, ou leur donner une habileté funeste : Exercez-les en plein air, en toutes saisons, à des jeux de barres, de course vers un but.

Ne soyez pas si soigneux à les empêcher

de boire de l'eau froide quand ils sont altérés
et à les garantir du soleil ou de la pluie. Accou-
tumez-les à supporter la soif et la faim, à marcher longtemps à l'ardeur du soleil, à dormir
sans crainte dans les ténèbres, et tout cela
sous la surveillance de leurs conducteurs pour
éviter les excès. Je ne parle au reste que des
enfants bien constitués et capables de supporter ces exercices qui seraient trop fatigants
pour les enfants faibles et cacochymes.

Des Vêtements.

Laissons les habitants du Sud se tatouer,
se peindre ou se couvrir de fiente, d'huile
et de sable plutôt pour se défendre de l'ardeur
du soleil et des piqûres des insectes que pour
tout autre besoin. Dans les climats du Nord
il faut quoiqu'on en dise des habits et des
fourrures. Soit qu'on se revête de peaux, soit
qu'on fasse des tissus avec les poils de ces
dernières, tous les peuples septentrionaux,
sauvages ou civilisés, ont également cherché
à se garantir, par les toisons dont ils ont dépouillé les animaux pour s'en couvrir. C'est
donc plutôt de la forme des vêtements que de
leurs usages qu'il convient de s'occuper.

Je recommanderai que l'enfant soit vêtu en
été d'une toile légère, lâche et propre avec les
jambes et les avant-bras découverts. En hiver
le costume se composera de cotonnades plus
chaudes, les jambes et les bras ne seront
points nus.

Une précaution importante autant que nécessaire à recommander, c'est celle de ne mettre aucune épingle aux enfants à quelqu'âge qu'ils soient, d'éviter soi-même d'en avoir à cause des dangers qu'il en faut craindre pour les enfants dont on prend soin.

Qu'on n'affuble pas leur tête de coiffures pesantes et chaudes, mais d'un seul bonnet de toile en été et un autre de coton, par-dessus, en hiver tant qu'ils n'ont pas de cheveux assez longs. Les bonnets trop chauds, favorisent la production des gourmes. Dès que leur tête est suffisamment garnie, il faut la leur laisser nue, sinon un léger chapeau de paille en été pour les garantir de la grande ardeur du soleil. Qu'on ait le soin de leur faire couper les cheveux très-courts en été et qu'on les laisse flotter librement en hiver, sans pommade, sans frisure, mais chaque jour les peigner au peigne fin, les brosser avec une brosse de chiendent afin qu'ils ne se mêlent pas et que la vermine ne s'y engendre point ; qu'on se pénètre bien que l'habitude de rester tête nue met l'enfant à l'abri des coryzas ou rhumes de cerveau, des angines, des maux de gorge, des rhumes de poitrine, etc.

On a l'habitude de mettre les enfants mâles trop jeunes en culotte, c'est de tous les vêtements le plus pernicieux par les hernies que cause la pression circulaire de la ceinture et par la chaleur où il tient les testi-

cules que la nature a pris soin de mettre au
dehors, en plein air, pour moins exciter leurs
fonctions qui, animées de bonne heure, donnent à l'enfant le besoin d'y porter ses mains,
de là, des habitudes funestes que l'on ne saurait trop tôt prévenir.

Les Montagnards Ecossais qui vont sans
culottes, sont de tous les peuples de l'Europe
les plus vigoureux ; ils courent aussi vite que
leurs chevaux ; à 60 ans ils sautent légèrement par-dessus les haies et les buissons.

On comprend que si par une chemise, ou
tout autre vêtement, trop bien ou trop longtemps appliqué sur le corps on empêche la
transpiration de s'évaporer, elle se sèche sur
la peau et en obstrue les pores d'où résulte
la suppression des fonctions si importantes
que la peau est appelée à remplir.

Les corsets baleinés pour les enfants du
sexe féminin, sont aussi mauvais que les culottes pour les petits garçons. Elles sont
étouffées, déformées, blessées par ces cui-
rasses où on leur étrangle les flancs et les
hanches pour faire de leur taille un cône ren-
versé. Dans la suite quand elles sont enceintes
et qu'elles accouchent elles paient bien cher
la ridicule beauté qu'on a voulu leur donner
par ces presses circulaires.

Du Bain.

Le bain froid ne doit pas être donné aux

enfants qui viennent de naître, ce serait les faire passer trop rapidement à une température opposée à celle dans laquelle ils ont vécu pendant neuf mois. Quand ils sont déjà forts, qu'ils peuvent se soutenir, il ne faut pas craindre de les faire baigner en été dans une eau courante, si cela est possible, un peu attiédie par l'air que le soleil échauffe. On dépure ainsi sa peau, on l'accoutume peu à peu aux sensations contraires du chaud et du froid, on le prémunit par cette habitude contre les impressions de changement de température si féconds en rhumatismes. Il ne faut pas affronter le danger en le plongeant dans l'eau glacée: en tout évitons les extrêmes.

C'est par les bains que vous faites disparaître ces *échauffures* de la peau des cuisses et du siége qui ne sont qu'un commencement d'érysipèle. Quand ces surfaces sont trop enflammées lavez-les légèrement avec une décoction de feuilles de mauve, essuyez avec précauet saupoudrez les parties avec de la poudre d'amidon.

Outre le bain d'eau, celui d'air n'est pas moins nécesssaire pour favoriser le libre exercice de toutes les fonctions que doit remplir la peau. Le corps d'un jeune enfant a besoin d'être dépouillé de ses vêtements, surtout dans les chaleurs de l'été, pour recevoir l'impression immédiate, fraîche et toujours renouvelée des ondes de l'air qu'il respire et qui, agitées par le vent, accoutument la peau à tous les degrés de température qu'il supporte ensuite sans en être affecté.

Deux mois après la naissance de l'enfant baignez-le deux fois par semaine en le plongeant seulement pendant quelques minutes, et en lui passant doucement une éponge sur toutes les parties du corps, puis séchez-le avec des linges médiocrement chauds en hiver et non chauffés en été. En été le bain sera presque froid, à la température de la chambre de l'enfant et en hiver à la température du corps.

Vous augmenterez la durée et la fréquence du bain peu à peu jusqu'à y mettre l'enfant tous les jours, un quart d'heure chaque fois; en l'excitant par des jeux à s'y remuer et en le revêtant à la sortie du bain d'une couverture de laine qui favorise la transpiration de la peau.

Quelques personnes ont dit que Rousseau conseillait de plonger l'enfant nouveau-né dans l'eau *froide.* C'est une erreur, l'auteur d'Emile dit : « Lavez souvent les enfants; leur
» malpropreté en montre le besoin. Quand
» on ne fait que les essuyer on les déchire;
» mais à mesure qu'ils se renforcent, *dimi-*
» *nuez par degré* LA TIÉDEUR *de l'eau* jusqu'à
» ce qu'enfin vous les laviez été et hiver à
» l'eau froide, et même glacée. Comme pour
» ne pas les indisposer il importe que cette
» diminution soit *lente, successive* et *insen-*
» *sible,* on peut se servir du thermomètre
» pour la mesurer exactement. »

De la Dentition.

Lorsque la première *poussée* de dents se fait sentir, l'enfant devient *grognon*, il crie continuellement et a du dévoiement. Ne vous en plaignez pas trop; le dévoiement, lors de la dentition, empêche les convulsions ; seulement tempérez-le en donnant à l'enfant un peu moins à manger et en lui faisant boire un peu de décoction de riz. Si cependant l'enfant maigrit il faut aller chercher le médecin.

Pendant toute la dentition l'enfant bave , il fourre dans sa bouche ses doigts et ses petits poings, et les mord. Par cette manœuvre, il semble vouloir couper la gencive qui s'oppose à la sortie de la dent. C'est pour remplir cet usage qu'on donne aux enfants un hochet en os, en ivoire ou en métal. Ces hochets sont mauvais, il vaut mieux leur donner à mâcher une racine de guimauve ou de mauve qui est plus douce, remplit le même but et donne un liquide onctueux qui, mélangé à la salive, amollit les gencives, en diminue la sensibilité et partant la douleur.

De l'Éducation de l'enfance.

Si le mouvement est nécessaire à tout être animé , c'est surtout dans les premiers temps de l'existence de l'homme , que ses humeurs et ses fibres tendres ont besoin d'être agitées pour favoriser son développement. Chez l'enfant tout tend à l'accroissement, le mouvement seul peut le favoriser.

La nature a marqué le temps du repos par le sommeil et celui du mouvement par le réveil, c'est la contrarier que d'assujettir un enfant à rester dans une chaise, c'est la tourmenter que de condamner à l'inaction ses organes actifs, c'est l'accabler que de présenter des livres à étudier à ces esprits légers que rien n'attache sans une contrainte toujours funeste. Fixer l'enfant en quelque lieu, l'appliquer à quelque objet, est aussi nuisible à la santé, que de troubler son sommeil par des frayeurs ou des mouvements subits ou continués.

Il est superflu de recommander que les coups, les jeûnes, les refus de satisfaire à des besoins naturels, soient bannis de l'éducation de l'enfance. De la fermeté sans rigueur, une règle constante et bien raisonnée, des divertissements fréquents et en plein air, des punitions qui frappent plus l'honneur que le corps, des distinctions justes et sensées, feront plus que les violences et les caprices.

Gardez-vous dans l'intention de vous faire craindre de vos enfants et pour les faire obéir, de les menacer de la venue de *Croquemitaine*. Vous ferez, en agissant ainsi des enfants peureux, qui ne voudront point rester seuls dans l'obscurité. « Si l'on interrogeait, dit Simon
» de Nantua, les épileptiques, les personnes
» sujettes à la danse de Saint-Guy, celles qui
» ont le cochemar la nuit. la plupart répon-
» draient qu'on les a effrayées dans leur
» enfance. »

Que les parents ne menacent jamais leurs

enfants de la venue du médecin, car s'ils deviennent malades ils poussent des cris et se refusent à tout examen, lorsqu'on est obligé de recourir aux conseils de ce médecin, dont on les a tant effrayés.

Gardez-vous de faire travailler les enfants avant qu'ils soient arrivés à 14 ou 15 ans, surtout à des métiers sédentaires qui courbent le corps et déforment les membres. Les générations s'abâtardissent dans les villes aux occupations casanières, elles renferment plus de gens contrefaits que la campagne où les travaux font changer sans cesse de place en développant les forces par l'exercice. Ne menez jamais vos enfants assister à l'exécution des suppliciés, vous pouvez les glacer d'effroi et développer chez eux les germes de maladies nerveuses. Ne leur faites jamais de ces contes de revenants qui les remplissent de faiblesse, de pusillanimité et de poltronnerie. Chassez loin d'eux ces servantes crédules, ces conteuses de merveilles, ces commères superstitieuses qui ne savent qu'éteindre en eux le courage, la confiance et la tranquillité.

Les sauvages ont les sens très-fins et très-vifs. Parmi nous les chasseurs et les marins ont une vue très-perçante; les médecins, le toucher exquis; les cuisiniers, le goût excellent; les aveugles, l'ouïe très-fine; parce que ces sens sont très-exercés chez eux. La vie casanière la circonscription et le peu d'étendue des objets, les écoles sombres et étroites où l'on emprisonne les enfants, l'immobilité à laquelle

on les condamne, affaiblissent en eux ces instruments de la nature et la faculté de s'en servir.

Ceux qui voudront connaître par quels moyens
on peut, par l'éducation, modifier les caractères chez les enfants devront lire le premier
volume du traité d'hygiène du savant acadé-
micien Londe dans le chapitre intitulé :
hygiène de l'encéphale ou du cerveau.

De la Variole ou petite Vérole.

Cette cruelle et affreuse maladie qui a été
plus funeste aux enfants que ne peut l'être la
peste, est entrée en Europe par l'Espagne avec
les Sarrazins dans le 7° siècle, elle parut en
France à cette époque où les Sarrazins, conduits par leur Roi Abdérame furent taillés en
pièces près de Tours par Charles-Martel qui
les chassa encore de la Provence et du Langue-
doc. Cette cruelle affection se répandit avec
une telle fureur qu'il ne fut presque personne
qui n'en fut atteint, et telle fut la furie de ses
ravages qu'elle faisait périr le dixième des
populations.

Je crois utile de donner une courte description de cette cruelle maladie qui menace sans
cesse les enfants non vaccinés.

La petite vérole est produite par un virus
particulier, contagieux, qui se communique
par le contact médiat ou immédiat.

Les *virus* sont des productions morbides
qui ont la propriété de développer sur un individu sain, la maladie à laquelle elle doit

son origine. Les différents virus sont : le virus de la rage (virus rabique), le virus syphilitique, le virus vaccin, le virus variolique (petite vérole), le virus psorique (les dartres), celui de la pustule maligne (le charbon), la pourriture d'hôpital, la rougeole, la scarlatine et la morve.

Ces virus introduits d'une manière quelconque dans l'économie, même à l'état d'atôme imperceptible, y germent et y développent une affection semblable.

Il ne faut pas confondre les virus avec les *venins* qui sont des produits, des *sécrétions naturelles*, chez quelques animaux qu'on nomme pour cela *venimeux* ; la vipère, l'abeille, le serpent à sonnettes, etc., sont des animaux venimeux, le vénin chez eux n'altérant nullement leur santé, est un moyen d'attaque ou de défense qui tue, mais ne peut se communiquer à d'autres par celui qui en est atteint. Les *miasmes* naissent en dehors des individus, ils se développent les uns dans les marécages ou dans *l'air*, comme la peste, le choléra, la fièvre jaune, etc.

On a observé que dans les épidémies de petite vérole, la maladie se propageait en suivant la direction du vent, pour attaquer les populations. La petite vérole se manifeste sous deux formes principales : la première a reçu le nom de variole *discrète* ; la seconde celui de variole *confluente* et chacune parcourt quatre périodes auxquelles on donne les noms *d'incubation*, *d'invasion*, de *suppuration* et de *dessiccation*.

VARIOLE DISCRÈTE. Son invasion est marquée en général par des frissons, de la fièvre, des envies de vomir, des douleurs à la tête, au dos, aux reins, une disposition singulière à la sueur, et un état d'assoupissement. L'éruption se manifeste le plus souvent à la fin du 3e ou du 4e jour : on remarque d'abord *de petits points rouges* autour des lèvres ; le menton, la face et le reste du corps en sont ensuite attaqués. Si l'on touche ces *petits points rouges* avec l'extrémité du doigt, on sent *un petit grain* assez épais et dur qui tient à l'inflammation d'une partie de la peau nommée *corps papillaire*, ce dernier caractère n'existe pas dans la rougeole, aussi est-ce par lui que l'on peut annoncer, dans les premiers temps de l'invasion de la maladie, que l'enfant aura la petite vérole, et non la rougeole.

Vers le 7e ou le 8e jour, les pustules commencent à blanchir, et la *suppuration* s'établit. C'est en ce moment de la maladie que la contagion est surtout à craindre et que l'individu commence à répandre une odeur de charogne. Au bout de deux ou trois jours la matière purulente des boutons cesse de couler et la *dessiccation* commence ; les pustules font place à des croûtes ou à des écailles qui tombent successivement, et la maladie se termine le plus ordinairement du 14e au 15e jour.

VARIOLE CONFLUENTE. Quoique la variole discrète et la variole confluente se rapprochent beaucoup par certains caractères, cependant elles semblent se distinguer par des différences notables. Dans la variole confluente, les douleurs à la tête, aux reins, etc., sont plus intenses. Les boutons sont en plus grand nombre et si rapprochés qu'ils se confondent ensemble, d'où lui vient la dénomination de *confluente*. Ce rapprochement transforme le visage en une vésicule rouge qui en embrasse toute l'étendue. Vers le 8e jour l'agglomération des pustules finit par n'être plus qu'une pellicule blanche, laquelle se détache en lambeaux plus ou moins étendus du 15e au 25e jour, en laissant des empreintes profondes et quelquefois même des cicatrices qui altèrent les traits du visage et le laissent souvent mutilé, trop heureux encore le malade d'avoir échappé à la mort.

Cette maladie n'attaque ordinairement l'homme qu'une seule fois dans sa vie, cependant on cite des personnes qui l'ont eue plusieurs fois.

Un enfant peut venir au monde avec la petite vérole. Mauriceau, chirurgien chargé du service des accouchements de l'Hôtel-Dieu de Paris, qui exerça de 1668 à 1759, vint au monde avec la petite vérole. Sa mère avait soigné l'aîné de ses enfants qui mourut de cette maladie et le lendemain elle accoucha de Mauriceau, qui, au dire de ses parents, apporta en naissant 5 à 6 grains de petite vérole. MM. les docteurs Costalat, Littré et Rayer, médecins de Paris, rapportent des exemples semblables de précocité de varioles.

LE TRAITEMENT DE LA VARIOLE, même la plus bénigne, ne peut être bien dirigé que par un médecin, attendu que cette cruelle maladie se complique ordinairement d'accidents souvent mortels. Mais en attendant son arrivée, on doit mettre le malade à la diète, lui faire prendre une boisson faite avec 12 gram. de feuilles de bourrache infusée pendant une heure dans un litre d'eau bouillante. On passe cette tisane à travers un linge et on la donne chaude, toutes les demi-heures, par petites tasses que l'on sucre avec une cuillerée à café de miel.

Je dois cependant indiquer le traitement de la petite vérole du docteur Fritz; traitement dont j'ai souvent eu à me louer et dont l'inocuité peut en permettre l'emploi à tout le monde. Voici en quoi il consiste :

On donne pour boisson du lait non bouilli, fraîchement trait, à la dose d'un à trois verres par jour : dans le reste de la journée, on donne le lait mélangé à un tiers ou même à la moitié de son volume d'eau. Cette boisson est continuée jusqu'à ce que la dessiccation soit bien avancée. À cela peut se borner tout le traitement dans les cas légers.

Mais lorsque l'affection prend une haute gravité, lorsque les congestions s'établissent vers la poitrine ou la tête, qu'il existe du délire, de l'anxiété, de l'assoupissement et que ces phénomènes persistent après le développement complet de l'éruption, ou que celle-ci ne se fait pas convenablement, il faut recourir à l'usage extérieur du lait, qui ne manque jamais de produire d'excellents effets.

Cet emploi extérieur du lait se fait, soit en bain, soit en application à l'aide de compresses sur les paupières, autour du cou, sur la face. On se sert à cet effet d'un linge blanc plié en quatre, on l'imbibe de lait tiède, puis on l'applique à une température telle qu'elle plaise au malade, et l'on recouvre le tout d'un linge sec, également plié en quatre, et un peu plus grand que celui de dessous. On change ces compresses toutes les vingt minutes et plus souvent même s'il y a un commencement de gangrène.

Dans les cas où les enfants présentent les plus mauvais symptômes, on peut faire usage de bains de lait pur tiède, ou coupé avec moitié de décoction de graine de lin, une cuillerée de graine de lin pour un litre d'eau. Le malade doit rester au bain un quart d'heure à une demi-heure et on l'y remet toutes les dix à douze heures. S'il y avait constipation on donnerait des demi-lavements de lait tiède.

Plusieurs moyens ont été conseillés pour empêcher la suppuration de laisser des traces sur le visage. Une mère désireuse d'éviter à son enfant ces cicatrices difformes pourra y recourir. Il y en a plusieurs, je vais les indiquer suivant la facilité avec laquelle on peut les appliquer ; mais on ne peut les employer qu'autant que les boutons commencent à entrer en suppuration.

Le plus simple de tous, consiste à étendre sur le visage une légère couche de crème ou de cérat, de percer chaque pustule avec la pointe d'une aiguille et d'absorber légèrement le pus avec une petite éponge très-fine trempée dans une décoction tiède de racine de guimauve. Dans les cas où l'on n'oserait pas percer les pustules, on se trouvera toujours fort bien, au moment de la suppuration, de laver les yeux et les narines avec une éponge fine imbibée d'une décoction tiède de racine de guimauve, et dans le cas où la peau s'altérerait on saupoudrerait les points entamés avec de la poudre d'amidon.

Le docteur Bretonneau, de Tours, conseille de traverser le sommet de chaque pustule avec une épingle d'or ou d'argent, trempée dans une solution aqueuse de pierre infernale. M. le professeur Velpeau, après le deuxième jour de l'éruption, pique chaque pustule et la touche légèrement avec une pierre infernale taillée en crayon.

On donne le nom de pierre infernale à une composition chimique qui brûle *légèrement* les parties avec lesquelles on la met en contact. Le nom chimique de ce composé est *azotate d'argent* puisqu'il résulte de la combinaison de l'acide azotique (acide nitrique, eau forte, eau seconde, esprit de nitre) avec de l'argent. L'acide azotique est lui-même un composé d'oxygène et d'azote. L'acide azotique est employé soit dans l'essai des matières d'or et d'argent, soit par les ciseleurs et les fondeurs pour dérocher leurs pièces ; soit par le graveur en taille douce pour faire mordre ses planches ; soit par le chapelier pour faire tomber le poil des peaux que l'on destine à la chapellerie.

Moyens préservatifs de la petite Vérole.

Inoculation.

Pour éviter les ravages exercés par les épidémies de petite vérole, et partant de ce principe qu'un individu qui a eu cette maladie est à l'abri de la contracter une seconde fois, les médecins, pendant l'intervalle des épidémies, inoculaient le pus d'une pustule variolique afin de communiquer artificiellement la petite vérole et de faire jouir de l'immunité de l'avoir eue, ceux qui craignaient d'en être atteints quand une épidémie se développerait.

Cette méthode d'inoculer la maladie pour s'en préserver a été importée en Angleterre par Lady Montague. Cette dame anglaise avait accompagné son mari, ambassadeur à Constantinople, en 1716. Elle avait été témoin des avantages que retirait à Constantinople de l'inoculation, un médecin nommé Timoni, et elle fit inoculer son fils. On conçoit toutes les inquiétudes qu'enfantait cette maladie quand elle se développait épidémiquement, aussi en était-on venu à se la donner volontairement, afin de ne plus avoir à la redouter. Louis XV étant mort de la variole, Louis XVI se fit inoculer ainsi que les Comtes de Provence et d'Artois, qui plus tard régnèrent en France sous les noms de Louis XVIII et de Charles X.

L'inoculation a été interdite en Angleterre parce que bien que préservant celui qui s'y soumet, elle développe chez lui la faculté de communiquer aux autres la petite vérole. On conçoit en effet qu'il serait imprudent d'inoculer un enfant dans une école, dans un pensionnat, attendu que tous les élèves de l'établissement pourraient contracter la variole et parmi le nombre il pourrait y en avoir de frappés mortellement.

Il est cependant des circonstances, dit le M. le Professeur Trousseau, où il est du devoir du médecin d'inoculer le virus de la petite vérole. Si par exemple celle-ci éclate dans une famille où sont des enfants non-vaccinés et que vous n'ayez pas de vaccin, attendre pour en recevoir serait imprudent, en cas d'épidémie, puisque les victimes sont rapidement frappées. En pareille circonstance on doit donc tenter l'inoculation en prenant le virus sur un individu qui aura l'éruption la plus bénigne et sur lequel les boutons seront très-rares. Vous faites une seule piqûre, vous obtenez ainsi une pustule d'inoculation, et très-rarement deux, trois, quatre pustules d'éruption générale. Et agissant ainsi vous avez fait votre devoir et sauvé la vie à bien des gens.

M. le Professeur Trousseau proclame dans ses cours qu'on ne peut pas, sans commettre un véritable crime social, inoculer la petite vérole à un ou plusieurs individus au milieu d'une population saine : mais il est permis, dit-il, ce sont ces propres expressions que je reproduis ici, il est permis, dis-je, à un médecin d'inoculer au sein d'une population circonscrite, déjà atteinte par une épidémie de petite vérole, les individus restés sains ; car, dans ce cas, on ne fera qu'ajouter à la somme des varioles existantes quelques varioles de plus, varioles dont l'influence nulle sur les individus déjà atteints, exercera sur les inoculés une action préservatrice.

Vaccine.

Les inquiétudes inspirées par l'inoculation, préoccupaient trop les philantropes pour qu'ils ne recherchassent point toutes les occasions qui pourraient leur déceler un moyen qui pût soustraire l'humanité aux épidémies de petite vérole.

Jenner, médecin anglais, né à Berkeley en 1749, remarqua en 1775 que quelques individus auxquels il avait inoculé le virus de la petite vérole, ne présentaient aucun développement de pustules. Ayant plusieurs fois répété, sur eux l'inoculation, jamais il n'avait pu obtenir de boutons. Pendant vingt années ne cessant d'observer et d'expérimenter il découvrit d'une autre part que ceux qui trayaient les vaches dont le pis présentait un bouton d'une nature spéciale, nommé cow-pox, étaient ceux auxquels il ne pouvait inoculer la petite vérole et qui n'attrapaient point la maladie dans les épidémies. Il prit du pus de ces pustules de vache, il l'inocula et des pustules se développèrent. Ainsi inoculés par le *cow-pox* les individus ne pouvaient plus être inoculés une seconde fois, ni contracter la petite vérole.

Ce fut en 1798 que Jenner publia son admirable découverte dans un ouvrage intitulé : *Recherches sur les causes et les effets du cowpox ou variole vaccinale* (1).

Jenner est un des plus grands bienfaiteurs de l'humanité. Son nom ne doit jamais être prononcé sans vénération, pour l'immense service qu'il a rendu en découvrant un préservatif CERTAIN contre la maladie contagieuse la plus cruelle. Dans les épidémies cette affection était souvent terminée par la mort, et beaucoup de ceux qui y échappaient ont gardé toute leur vie, sur le visage, des cicatrices horribles ; trop heureux quand ils ne conservaient qu'une difformité, puisque souvent la vie était compromise.

Sur 1,000 décès généraux, on comptait à Paris au 18ᵉ siècle, 86 décès dus à la petite vérole. Il suffit d'ouvrir *l'annuaire du bureau des longitudes*, pour s'assurer qu'en 1851, le rapport n'est plus que de 14 sur 1,000 et de-

---

(1) On trouve dans un passage du *Sancteyra Granthan*, ouvrage sanscrit, que la vaccine était connue dans l'Inde. M. William Bruce, consul à Bushire dit que la vaccine était connue depuis longtemps en Perse. Le savant de Humboldt, dans son *essai politique sur le Royaume de la Nouvelle-Espagne*, prouve que depuis nombre d'années les habitants de la Cordillière des Andes connaissaient la vertu préservative du vaccin. Mais Jenner ignorait tous ces faits et MM. Bruce et Humboldt n'ont jamais voulu en les publiant nier la gloire de Jenner ni diminuer la reconnaissance qui lui est due.

puis plus d'un demi-siècle les expériences, répétées sur des millions d'individus attestent la vertu préservative du vaccin.

Le Parlement anglais, voulant reconnaître dignement le service que Jenner avait rendu à l'humanité entière, en livrant un secret qui eût pu lui être si lucratif, lui décerna une récompense nationale de 500,000 fr.

Jenner est mort en 1823.

Pendant que Jenner propageait sa découverte en Angleterre ; un Français, homme de bien, dévoué aux idées libérales à une époque où il était dangereux de les professer, avait été témoin des succès obtenus par Jenner. A son retour d'Angleterre il s'empressa d'appliquer la nouvelle découverte. En même temps qu'il faisait des essais pour l'enseignement mutuel, le premier de France, il expérimenta dans son château la vaccine. L'homme dont je parle, qui se préoccupait ainsi de préserver ses semblables d'une maladie si cruelle, était le duc de La Rochefoucault-Liancourt, né en 1747, mort en 1827, et qui avait pris part au rappel de Necker après la prise de la Bastille.

Le duc de La Rochefoucault, pour populariser une découverte qu'il jugeait si utile, aidé du docteur Thouret, alors directeur de l'école de médecine de Paris, ouvrit une souscription pour soigner les jeunes enfants que les parents voudraient soumettre à l'action de la vaccine.

Le 2 juin 1800, 30 enfants furent vaccinés

avec du virus vaccin envoyé de Londres. Ces essais ayant été couronnés des meilleurs résultats, Frochot, préfet de la Seine à cette époque, désigna un hôpital où les enfants et les adultes seraient vaccinés gratuitement. Ce service fut confié à l'honorable Husson, médecin de l'Hôtel-Dieu de Paris, qui, plus tard en 1811, fut désigné par Corvisart, médecin de l'empereur, pour vacciner le roi de Rome.

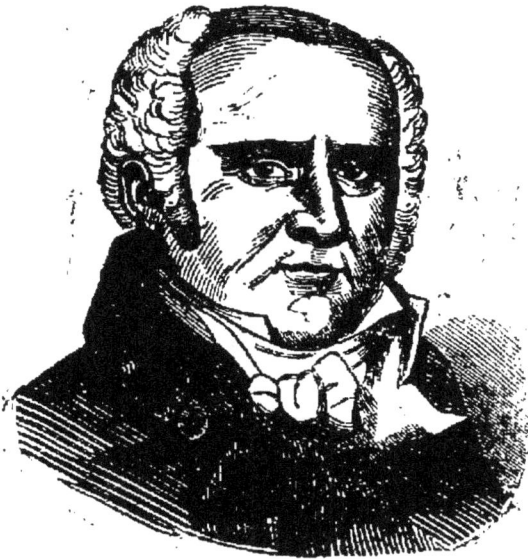

Dans le même temps, tous les hommes dominés par le besoin de propager les découvertes utiles popularisaient la vaccine. Charles IV, roi d'Espagne, celui qui en 1793 avait déclaré la guerre à la France, après l'exécution de Louis XVI, qui plus tard abdiqua en faveur de Napoléon 1er (mai 1808), et qui alla mourir à Rome en 1819, fit entreprendre un voyage autour du monde pour vacciner dans toutes les possessions espagnoles. Le docteur Balmis fut chargé de cette mission qui réussit si bien que M. Bresseuil, chirurgien de la marine française, dit qu'à Manille, capitale d'une des îles Philippines, on ne connaissait plus la petite vérole. En reconnaissance d'un si grand bienfait, on fit élever à Charles IV une statue de bronze.

J'ai parlé du cow-pox, c'est cette pustule qui se développpe sur le pis des vaches et que nous appelons en France *picote* ou *variole des vaches*. C'est l'inoculation, sous l'épiderme de l'homme, du liquide que contiennent ces pustules qui détermine la formation de pustules semblables, connues sous le nom de *vaccin*, virus préservateur de la contagion de la petite vérole.

Un médecin anglais prétend que le cow-pox est le résultat de la transmission d'une maladie que les vétérinaires appellent *Eaux-aux-Jambes*, et que les Anglais nomment *Grease*. Il paraît, dit-on, que des gens de la campagne auraient dit à Jenner: *quand après avoir pansé nos chevaux atteints des* EAUX-AUX-JAMBES, *nous venons à traire nos vaches, nous donnons à celles-ci le cow-pox.*

Dans l'Inde, Macpherson inocula la *clavelée* à des vaches. Il reprit sur ces vaches le pus de la clavelée, et l'inférant sous l'épiderme de plusieurs enfants, il fit naître de véritables pustules vaccinales. On sait que la *clavelée* est la maladie épidémique la plus dangereuse qui puisse affecter un troupeau et dans laquelle les endroits de la peau dépouillés de laine, se couvrent de boutons longs ou oblongs, rouges ou noirâtres qui blanchissent, suppurent et laissent une croûte à leur place.

Le virus vaccin est un liquide transparent, incolore, visqueux, inodore, âcre et salé, ayant une grande analogie avec les larmes, ou la sérosité que l'on trouve dans les ampoules des vésicatoires.

Il se forme du 3e au 4e jour : c'est alors qu'il peut se reproduire par inoculation jusqu'au 8 ou 9e jour. Jenner recommandait d'inoculer le vaccin le 6e jour, ou au plus tard le 7e.

Le bon virus vaccin se reconnaît aux caractères suivants : 1° Une goutte mise entre les deux doigts, doit filer comme un sirop ; 2° la lancette appliquée à plat, sur un verre ou un bouton, y adhère assez fortement pour offrir une résistance sensible ; 3° la forme globuleuse que prend le virus vaccin sur le bouton lorsque celui-ci a été piqué ; la lenteur avec laquelle il sort ; 5° la promptitude avec laquelle il se dessèche à l'air en formant un grumeau gommeux à l'extrémité de la lancette ; 6° lorsqu'il se répand en sortant de la pustule, il prend une couleur brillante et argentée ; 7° répandu sur la peau il s'y dessèche et la tiraille ; 8° il se mêle difficilement au sang ; 9° les fils qu'on en imbibe deviennent raides, et si on les plie, le vaccin s'en sépare sous forme d'écailles vitrées.

Pour comprendre toute l'importance que le gouvernement attache, dans l'intérêt de tous, à la découverte de la vaccine, j'ai cru devoir faire connaître la circulaire ministérielle adressée aux préfets en 1803 :

CIRCULAIRE MINISTÉRIELLE DU 26 MAI 1803, RELATIVE A LA PROPAGATION DE LA VACCINE.

De toutes les maladies qui affligent l'espèce humaine, il n'en est peut-être point de plus meurtrière que la petite vérole; des calculs certains prouvent qu'elle enlève, année commune, le sixième ou le septième des sujets qui en sont attaqués, et que dans les épidémies elle en moissonne souvent le tiers. L'inoculation était la seule ressource que la médecine pût opposer à ce redoutable fléau. Cette méthode, introduite en France depuis plus de 50 ans, était, avec raison, considérée comme un bienfait pour l'humanité, puisqu'elle diminuait de beaucoup la mortalité; mais comme elle est encore accompagnée de quelques dangers, on ne la pratiquait avec une certaine étendue que dans les villes, et l'on ne serait parvenu qu'avec une peine extrême à la faire adopter généralement.

Une découverte bien supérieure à l'inoculation est offerte aujourd'hui à la société, je veux parler de la vaccine. Les grandes espérances, que ses partisans fondèrent sur ce nouveau PRÉSERVATIF, fixèrent l'attention du gouvernement, et l'engagèrent à encourager les expériences propres à en constater les avantages et les inconvénients. Il devait, dans une affaire d'un saisissant intérêt, se tenir également en garde contre l'enthousiasme qui accueille avidement toutes les découvertes nouvelles, et contre les déclamations passionnées des hommes qui regardent généralement avec défaveur tout ce qui s'écarte de la routine, et qui porte avec soi l'idée d'une innovation. Il fallait, à cet égard, s'en rapporter uniquement aux faits et à l'observation.

C'est dans ces circonstances, et pour favoriser les vues du gouvernement, qu'il se forma à Paris sous ses auspices, un comité central de vaccine. Cette association, composée d'hommes instruits et dégagés de toute espèce de préjugés, s'est occupée sans relâche, et avec un zèle digne des plus grands éloges, de l'examen de cette précieuse découverte. Elle vient enfin, après trois années de travaux et d'observation, de publier le résultat de ses recherches et de ses expériences. Le rapport, dont elle fait hommage au gouvernement, prouve de la manière la plus convaincante, que la vaccine réunit tous les avantages de la petite vérole inoculée, sans présenter aucun de ses inconvénients, qu'on peut la pratiquer sans avoir le risque de la répandre, en multipliant les foyers de contagion ; en un mot, que c'est une maladie extrêmement bénigne, exempte de toute autre éruption que celle des piqûres, sans danger pour celui qui en est atteint, et qui le préserve de la petite vérole.

Depuis trois ans que le comité pratique l'inoculation de la vaccine, elle lui a constamment offert des résultats satisfaisants, et jamais aucun accident n'a déposé contre cette méthode. Il a reconnu d'ailleurs, qu'elle n'avait aucune suite fâcheuse qui lui fût propre, et qu'elle ne pouvait exciter aucune autre maladie.

. Des avantages aussi précieux, constatés avec la plus grande authenticité par des hommes de l'art investis de la confiance publique, fixent irrévocablement l'opinion sur la vaccine.

Je m'empresse en conséquence, de vous recommander de faire jouir le département qui vous est confié du bienfait de ce nouveau système, qui est déjà adopté avec succès dans tous les états de l'Europe.

Vous introduirez d'abord cette pratique dans les hospices d'enfants et dans les autres établissements publics placés sous votre surveillance ; vous ferez ensuite disposer, dans l'un des hospices de chaque chef-lieu de sous-préfecture et de chaque ville, qui vous en paraîtra susceptible, une salle particulière et séparée de celles qui sont affectées au service ordinaire, où les familles pauvres pourraient faire vacciner gratuitement leurs enfants.

Il n'importe pas seulement que la vaccine soit adoptée dans les classes aisées de la société, il faut surtout qu'elle devienne une pratique générale parmi le peuple où la petite vérole est plus à craindre, plus dangereuse pour diverses raisons. C'est donc le peuple qu'il faut principalement en garantir, parce que c'est là qu'est toujours le foyer de cette contagion.

Vous recommanderez aux ministres du culte, aux comités de bienfaisance et aux membres des autorités publiques, d'user de toute l'influence que leur donnent leurs fonctions, pour faire connaître dans le sein des familles les avantages de la vaccine et éclairer les incertitudes de ceux qui balancent encore à l'adopter.

Votre amour pour l'humanité me fait espérer que vous ne négligerez rien pour les rendre efficaces. Il ne suffirait, pour exciter tout votre zèle et diriger tous vos sentiments vers cet objet, que de vous rappeler que, si la vaccination est enfin généralement pratiquée en France, on parviendra bientôt à faire complètement disparaître la petite vérole, et à éteindre un des fléaux les plus cruels qui pèsent sur l'humanité.

Tableau des vaccinations pratiquées en 1851 dans les divers départements de la France.

Départements.	NOMBRE					Rapport des vaccinations aux naissances.
	Des naissances.	Des vaccinations.	Des sujets atteints de la p. vérol.	Des défig. ou infirmes.	Des morts de la petite vérol	
Ain..............	9,940	8,279	29	»	1	8 snr 9
Aisne............	12,968	9,613	207	23	16	9 12
Allier...........	9,961	6,397	58	6	40	6 9
Alpes (Basses)......	»	»	»			»
Alpes (Hautes)	4,014	4,102	211	50	9	»
Ardèche	12,374	4,355	4	»	»	4 12
Ardennes	8,290	5,034	»	»	»	5 8
Ariège	7,445	4,585	122	»	44	4 7
Aube	6,151	4,159	17	2	3	5 6
Aude	7,550	4,575	38	7	8	4 7
Aveyron..........	11,172	4,391	»		»	1 11
Bouches du Rhône..	13,864	5,806	302	23	13	5 13
Calvados	15,664	4,989	17	1	2	1 15
Cantal	6,231	403	»		7	» »
Charente	9,143	9,479	381	11	4	» »
Charente-Inférieure..	11,563	5,840	463	12	90	5 11
Cher............	10,505	8,390	7	»	1	8 10
Corrèze	6,589	6,544	285	26	57	6 6
Corse	7,308	1,012	»	»	11	1 7
Côtes-d'Or.......	9,377	7,555	136	»	18	7 9
Côtes du Nord	19,514	13,051	139	19	19	13 19
Creuse	7,347	4,486	34	9	3	4 7
Dordogne.........	14,261	4,632	60	2	11	4 14
Doubs...........	7,635	6,080	52	»	8	6 7
Drôme	8,593	6,322	67	»	10	6 8
Eure...........	8,290	2,570	»	»	»	2 8
Eure-et-Loir......	7,558	3,862	52	»	7	3 7
Finistère	21,726	16,428	»	»	»	16 21
Gard	12,956	2,745	122	4	21	2 12
Garonne (Haute)....	»	9,898	»		»	»
Gers...........	5,900	4,704	94	6	31	4 3
Gironde	14,709	2,916	36	»	2	2 14
Hérault	»	»			»	»
Ille-et-Vilaine......	16,638	12,777	1,793	79	210	12 16
Indre	8,291	1,615	»	»	»	4 8
Indre-et-Loir	7,742	4,015	4	»	»	4 7
Isère	15,581	10,755	176	39	14	» »
Jura...........	7,385	8,179	»	»	»	» »
Landes..........	8,899	3,558	94	6	11	3 8
Loir-et-Cher......	7,490	6,197	»	»	28	6 7
Loire	15,610	10,248	»	25	119	10 15

Loire (Haute)	8,768	1,638	97	.	19	1	8
Loire inférieure	15,729	10,898	533	350	86	10	15
Loiret............	10,562	5,012	234	57	14	5	10
Lot..............	7,414	3,922	176	17	176	3	7
Lot-et-Garonne.....	6,901	3,972	3	.	.	3	6
Lozère	4,281	3,046	»	.	.	3	4
Maine-et-Loire......	11,670	9,282	321	22	36		
Manche	»	»	».	.	.		
Marne............	9,874	6,304	128	16	10	6	9
Marne (Haute).....	6,309	5,239	82	33	13	5	6
Mayenne	9,411	8,459	377	44	25	8	9
Meurthe..........	11,297	9,879	121	21	18	9	11
Meuse............	7,876	7,978	429	88	27		
Morbihan..........	14,928	8,428	.	.	.	8	14
Moselle	12,928	5,821	20	.	80	5	13
Nièvre	10,698	4,291	128	34	10	4	10
Nord.............	38,848	27,375	480	85	69	27	38
Oise	9,709	6,035	143	39	16	6	9
Orne.............	3,310	3,648	»	.	.	3	8
Pas-de-Calais......	19,588	12,318	127	31	8	10	12
Puy-de-Dôme	»	2,786	127	16	19		4
Pyrénées [basses] ..	11,128	7,432	56	.	9	7	1
Pyrénées [hautes]..	»	»	»	.	.		
Pyrénées Orient. ...	»	»	»	.	.		
Rhin [bas]	20,445	15,190	4	.	1	15	20
Rhin [haut]........	16,739	12,555	32	.	.	12	16
Rhône............	16,314	3,471	»	.	.	3	16
Saône (Haute)......	9,147	8,432	473	14	40	8	9
Saône-et-Loire	»	»	»	.	.		
Sarthe	10,987	9,040	526	215	21	9	10
Seine	42,524	18,419	.	.	411	18	12
Seine-Inférieure	22,747	7,926	»	.	.	7	22
Seine-et-Marne.....	2,966	6,368	18	4	4		
Seine-et-Oise	11,345	9,048	290	20	30	9	11
Sèvres [Deux]......	8,309	2,380	248	34	10	2	8
Somme............	14,804	8,519	76	7	4	8	14
Tarn.............	9,831	1,871	.	.	.	1	9
Tarn-et-Garonne....	»	2,635	42	.	10		
Var.............	8,990	1,746	50	.	1	1	8
Vaucluse	8,240	5,430	82	4	4	5	8
Vendée............	11,347	7,244	459	67	136	7	11
Vienne	»	»	»	.	.		
Vienne [haute]	16,402	8,956	137	14	17	8	10
Vosges	10,950	9,997	106	17	33	9	10
Yonne	6,587	2,546	.	.	.	2	6
Totaux	875,526	529,383	11,434	1,657	2,218		

Développement de la Pustule vaccinale.

Ce développement a lieu en trois périodes parfaitement distinctes :

PÉRIODE D'INCUBATION. Elle commence à l'instant où l'on vient de pratiquer la piqûre : il se développe aussitôt une petite aréole rose, à laquelle succède une légère tuméfaction, et jusqu'au 3e ou 4e jour, on n'aperçoit que des piqûres sans aucune trace d'inflammation.

PÉRIODE D'INFLAMMATION. Elle commence vers la fin du 4e jour ; d'abord sur chaque piqûre se développe une petite dureté élevée, qui se colore en rouge clair.

Vers le 5e ou le 6e jour, cette petite élévation se déprime, et il se forme un bourrelet circonscrit d'un cercle rouge.

Le 7e la pustule augmente, le bourrelet circulaire s'aplatit et prend une teinte argentée.

Le 8e jour, la pustule s'agrandit, la sérosité qui y est contenue est plus abondante ; le centre devient plus enfoncé et brunâtre.

Le 9e jour, la pustule a acquis tout son développement.

Le 10e jour, le tout présente une circonférence de un à deux centimètres de rayon qui devient d'un rouge foncé. C'est à cette époque que l'individu vacciné se ressent d'une petite réaction sur toute l'économie. Il y a un peu de fièvre, *fièvre vaccinale*, la face devient pâle ; il y a de la chaleur à la peau et quelquefois de petites douleurs dans les aisselles.

Le 11ᵉ jour le bouton aplati devient dur et sa couleur est d'un gris perlé, jaune sale ; il existe un point central noirâtre : La sérosité contenue est opaque et un peu visqueuse.

PÉRIODE DE DESSICCATION. Elle date du 12ᵉ jour, le centre se transforme en une croûte, la tumeur s'affaisse et l'épiderme tombe en écailles.

Le 13ᵉ jour, la dessiccation fait des progrès en marchant du centre à circonférence; le bourrelet circulaire jaunit.

Le 14ᵉ jour la croûte devient de plus en plus dure et décroît toujours progressivement du 14ᵉ jour au 25ᵉ. Cette croûte est polie, solide, douce au toucher, elle tombe du 25ᵉ au 29ᵉ jour, laissant à découvert une surface sillonnée de dépressions semblables à celles des gaufres, c'est la cicatrice qui en Angleterre a été étudiée par des observateurs qui prétendaient que sa *forme* indiquait le degré de préservation que pouvait donner le virus vaccin qui y avait donné naissance. Toutes les fois, disait-on, que la cicatrice vaccinale n'a qu'un centimètre, qu'elle est ronde et régulière, le vaccin est préservatif. Si les cicatrices sont allongées, peu marquées, elles sont dues à un vaccin non préservatif. On a prouvé en Allemagne, par les revaccinations, que la cicatrice vaccinale *n'est d'aucun secours* pour juger de la vertu préservative du virus.

Doit-on revacciner les personnes qui l'ont été déjà ?

Je ne dois pas quitter ce sujet sans dire un mot des inquiétudes qui ont régné concernant la faculté préservatrice de la vaccine pendant un temps indéfini. Il est certain que des individus vaccinés ont été atteints en assez grand nombre de la petite vérole, en Écosse en 1818, en Suisse en 1822, en France en 1825 et dans beaucoup d'autres pays à différentes époques. Ainsi la vaccine ne préserve pas pour toujours de la petite vérole ; mais ce résultat doit peu surprendre, puisqu'il est assez commun que le même individu soit atteint deux fois et même, dans quelques cas plusieurs fois de cette maladie. Or, pouvait-on exiger que la médecine préservât mieux de la variole que la variole elle-même.

D'ailleurs, le cow-pox n'est pas une maladie propre à l'espèce humaine, elle appartient à l'espèce bovine, à la vache. Seulement elle a été transplantée, si l'on peut s'exprimer ainsi de la vache à l'homme. Qui pourrait soutenir alors qu'il n'en est pas du cow-pox comme de tout végétal que l'on transporte dans un autre sol ou dans un autre climat et qui alors *dégénère*. De 1799 à 1816, la préservation de la variole par le virus vaccin ne peut être mise en doute dans cet espace de temps toutes les personnes vaccinées résistèrent à la contagion de la variole, mais de 1816 à 1824 comme il y eut des épidémies de petite vérole qui firent des victimes parmi les vaccinés on dût conclure que le cow-pox avait perdu de son efficacité préservative en raison du temps qui s'était écoulé depuis son inoculation.

Oui, un individu vacciné peut encore être atteint de la variole de même que celui qui a déjà eu cette maladie ; mais alors, à part quelques cas très-rares, généralement la petite vérole est bénigne, et non-seulement elle est moins dangereuse que celle qui survient à un individu non vacciné , mais elle l'est moins encore que chez celui qui a éprouvé cette maladie une seconde fois. Aussi au rapport de Thomson, sur 71 malades qui, en 1818, furent une seconde fois affectés de la variole, 3 moururent, ce qui fait un 24ᵉ ; et sur 484 individus vaccinés qui éprouvèrent également cette maladie un seul succomba, d'où il résulterait que, pour les personnes même qui ont une disposition à contracter plusieurs fois la petite vérole, la vaccine serait un meilleur antécédent que la petite vérole elle-même.

Cependant un nouveau doute s'est élevé. Plusieurs médecins ont pensé que l'action de la vaccine pouvait bien n'être que temporaire; de sorte qu'après un certain temps, il faudrait se faire vacciner de nouveau pour continuer

d'être préservé de la petite vérole. Les partisans de cette dernière opinion se sont livrés à
de nombreux travaux, voulant prouver par
des faits l'époque à laquelle l'action de la vaccine serait épuisée, M. Goldson a fixé à 3 ans
la garantie temporaire, tandis que M. Geneuil
la porte à 20 ou 25 ans. M. le professeur Trousseau conseille de se faire vacciner tous les
5 ans.

Dans les épidémies de petite vérole de
1819 et 1824 à Marseille, il y eut 30,000 personnes atteintes par la maladie. Du côté des
vaccinés il y avait *un mort* sur 50 *varioleux*,
et du côté de ceux qui n'avaient pas été vaccinés il y avait *un mort* sur 4 *ou* 5 *varioleux*.
On voit que c'est une différence immense tout
à l'avantage de la vaccine.

Le docteur Heim, médecin des armées
Wurtembergeoise, recueillit 40,000 cas de
revaccinations. Sur ce nombre, il se trouva
20,000 vaccines régulières. Les individus de
cette catégorie étaient des jeunes recrues de
20 à 21 ans, qui, par conséquent, dans un
pays où la vaccine est officiellement organisée,
avaient été vaccinés, à peu-près vingt ans auparavant. Sur les 40,000 cas, il y eut 5,000
fausses vaccines ; sur 15,000 individus, la
vaccine ne put prendre. La première vaccine
les protégeait donc encore contre la vaccine
et contre la petite vérole : sur les 20,000 la
vaccine reprit, ce qui prouve que ces 20,000

individus auraient pu être atteints de la petite vérole.

La valeur *préservative* du vaccin dépend : 1º de l'âge du vaccin employé ; 2º du temps écoulé depuis la vaccination.

En Suisse l'usage commence à prévaloir de soumettre les enfants à une deuxième vaccination 5 ans après la première. Des faits plus nombreux ne tarderont pas à lever tous les doutes à cet égard ; mais, en attendant, IL FAUT AVOIR EN LA VACCINE TOUTE LA CONFIANCE QU'ELLE MÉRITE, puisque, dans les chances les plus défavorables, il suffirait, pour que cette légère opération fût à jamais préservatrice, de se résigner à la subir de loin en loin. (1)

Conclusions relatives à la Vaccine.

1º Le vaccin garantit de la petite vérole.

2º L'opération très-simple n'exige aucune habileté de la main qui opère.

3º On peut vacciner SANS DANGER tout individu quel que soit son âge, ou les circonstances où il se trouve.

(1) Un ancien officier d'artillerie, M. Hector Carnot, a voulu prouver *mathématiquement* que par d'autres maladies inconnues au XVIIIe siècle et qu'il attribue au vaccin, la mort reprenait tous ses droits, mais M. le baron Charles Dupin a prouvé que M. Carnot est dans l'erreur, et que non-seulement le vaccin préserve de la petite vérole, mais aussi des infirmités que celle-ci engendrait par les cicatrices qu'elle laissait sur les yeux, les paupières et les oreilles.

4° Pratiquez 5 piqûres à chaque bras.

5° Dès le deuxième jour de l'inoculation du virus vaccin, l'individu est préservé de la petite vérole.

6° Prenez pour vacciner, le virus vaccin le 6e jour, au plus tard le 7e.

7° L'éruption se borne au lieu de l'inoculation, les exceptions à cette règle sont très-rares, et quand elles arrivent l'éruption n'est pas dangereuse et le nombre des pustules éloignées du lieu piqué, est très-petit.

8° Je recommande de vacciner les enfants dans les six premiers mois de leur naissance et même dès le second, si la petite vérole règne dans les premiers jours de leur naissance.

9° Plus il y a longtemps que l'on a été vacciné, plus on court le risque d'être frappé dans une épidémie de petite vérole.

10° Revaccinez tous les dix ans.

11° Dans le cas où une épidémie de petite vérole se développe dans une localité, il faut revacciner tous les douteux, c'est-à-dire ceux chez lesquels on suppose que le vaccin n'a pas été parfaitement inoculé.

12° Un individu vacciné qui attrape la petite vérole n'en meurt pas et n'en est jamais marqué.

13° L'âge du vaccin est une cause de dégénération qui en diminue l'action préservatrice.

14° Il faut de loin en loin renouveler le

vaccin par l'inoculation directe du *cow-pox*. C'est de cette manière que l'on s'opposera à la dégénération du vaccin.

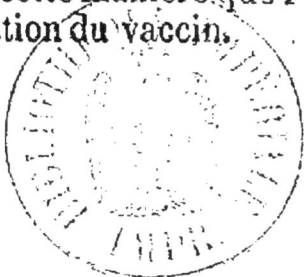

FIN.

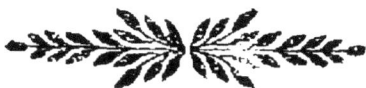

TABLE

Des Matières.

FIN DE LA TABLE DES MATIÈRES.

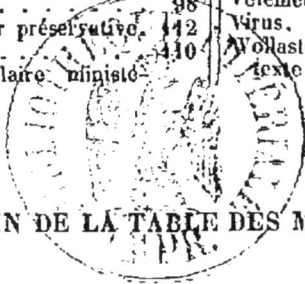

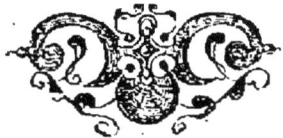